AF385647

RECHERCHES

LES CAUSES ET LES INDICATIONS CURATIVES

MALADIES NERVEUSES

RECHERCHES

SUR

LES CAUSES ET LES INDICATIONS CURATIVES

DES

MALADIES NERVEUSES

PAR

LE DOCTEUR O. LANDRY,

MÉDECIN EN SECOND DE L'ÉTABLISSEMENT HYDROTHÉRAPIQUE
DE BELLEVUE,
EX-INTERNE LAURÉAT DES HOPITAUX DE PARIS, LAURÉAT DE L'ACADÉMIE IMPÉRIALE DE
MÉDECINE (*Paralysies*), SECRÉTAIRE DE LA SOCIÉTÉ
MÉDICALE D'OBSERVATION ET MEMBRE DE LA SOCIÉTÉ ANATOMIQUE.

PARIS,

IMPRIMERIE FRANÇAISE ET ANGLAISE DE E. BRIÈRE ET Cᵉ,
RUE SAINTE-ANNE, 55.

1855.

RECHERCHES

SUR LES CAUSES ET LES INDICATIONS CURATIVES

DES

MALADIES NERVEUSES.

In curatione prius, pervestiganda est causa.
BOERHAAVE.
Cura secundum causas dirigenda.
J.-P. FRANCK.

Sous l'influence des idées généralement répandues, on a l'habitude d'aborder l'étude des affections nerveuses comme une partie mal explorée de la science, et j'avais partagé cette opinion si commune. Aussi, quel n'a pas été mon étonnement lorsque, passant des investigations cliniques aux recherches bibliographiques, au milieu de l'immense chaos qui règne dans la pathologie des névroses, j'ai découvert des élémens nombreux capables de répandre une vive clarté sur l'histoire et la thérapeutique de ces maladies ! Des points de vue que j'avais vaguement aperçus se trouvaient nettement dessinés dans des ouvrages spéciaux ; des faits que je craignais d'avoir mal interprétés y étaient signalés avec les mêmes circonstances et soumis aux mêmes appréciations ; des questions que j'abordais avec timidité y recevaient des solutions hardies et souvent heureuses ; enfin, des élémens nombreux confirmaient et complétaient mes observations particulières.

J'éprouvai donc quelque peine à concevoir qu'il ne restât rien de pratique de ces divers travaux dont je constatais l'exactitude. Mais cette surprise, que chacun partagera quand j'exposerai, par la suite, l'état de nos connaissances, cette surprise, dis-je, doit cesser, si l'on considère que tant de matériaux isolés dans les annales de la médecine, et laborieusement réunis par Hoffmann, Boerhaave, Sauvages, Dehaën, Tissot, etc., ont été de nouveau dispersés sous l'influence dissolvante des doctrines anatomique et physiologique. Et, aujourd'hui encore, malgré les publications récentes, tous ces élémens inconnus par suite de leur dissémination restent perdus pour la science. Il serait donc utile de chercher à rassembler les données éparses, à rapprocher les faits, à en déduire enfin quelques indications précises, propres à tracer des voies nouvelles à l'observation.

Or, tel est le but que je me propose sous le rapport étiologique et thérapeutique. J'essaierai de montrer, en effet, que l'étude des causes des affections nerveuses ne saurait se traîner dans les ornières banales que lui assigne la routine, et j'espère prouver que les véritables indications de leur traitement doivent être surtout fondées sur la nature des influences pathogéniques que je ferai connaître.

I.

CONSIDÉRATIONS GÉNÉRALES.

Malgré les tendances plus philosophiques de quelques médecins modernes, le traitement des névroses se trouve presque entièrement soumis à un regrettable empirisme ; et il faut bien l'avouer, cet état de choses reflète malheureusement notre manière de comprendre ces affections. Dans chaque maladie nerveuse, en effet, nous ne voyons que la forme, l'expression symptomatique, à laquelle nous accordons une sorte de spécificité qui en régit la médication. Une névrose étant donnée, tout se réduit pour nous au diagnostic de l'espèce, et, si je puis ainsi dire, à placer la case thérapeutique sur la case nosologique ; à l'hystérie, l'éther et la valériane ; pour la paralysie, l'électricité ou la strychnine ; contre l'épilepsie, le zinc, le cuivre, etc. Simplification extrême de l'art de guérir qu'on appelle *empirisme*, et qui se deduit naturellement de la doctrine ou plutôt du système de classification connu sous le nom d'*ontologisme*. On a fait de ces maladies des entités morbides, leur attribuant une existence propre, indépendante de toute autre circonstance, espèces pathologiques bien isolées, bien distinctes, bien spécifiques,

ne présentant en conséquence qu'une seule indication cura-
tive fournie par la forme particulière du mal, par le symptôme. Souvent, il est vrai, le symptôme paraît être le seul élément de la maladie, et je préciserai par la suite les cas auxquels je fais allusion. Mais en dehors de certaines conditions
particulières, la raison et l'observation enseignent que, dans
les névroses comme dans toutes les affections, au delà des
phénomènes que saisissent nos sens, se trouve la modification de l'organisme dont ils sont la manifestation et qui doit
en dominer les indications curatives. Je suis donc convaincu
qu'il peut être pour les maladies nerveuses une thérapeutique rationnelle principalement instituée d'après des notions
exactes sur la pathogénie de ces états morbides.

Certes, les hypothèses n'ont pas manqué sur ce sujet obscur, depuis l'enfance de l'art, et chaque système nouveau a
considéré les névroses sous un point de vue différent. Ce fut
pendant longtemps la doctrine humorale de Galien ; puis
l'iatro-mécanique et l'iatro-chimie des deux derniers siè-
cles, qui pensaient tout expliquer par les prétendues viciations
des humeurs, par l'ascescence ou l'alcalescence des fluides
animaux, ou par des perturbations imaginaires de l'équilibre
des forces organiques. Vint ensuite l'animisme de Stahl, que
Sauvages sut accommoder aux théories iatro-mécaniques et
humorales. Toutefois, jusqu'à Cullen, Tissot, Pinel et Broussais, il est presque impossible de soumettre à une appréciation générale les idées des médecins sur les maladies nerveuses qui n'avaient jamais été l'objet d'aucune vue synthé-
tique.

Cullen (1) donna d'abord le nom générique de *névroses*
aux affections nerveuses qu'avant lui Linné (2) et Vogel (3)
avaient rapprochées dans leurs classifications. Il les considéra comme indépendantes d'une affection topique des organes et comme l'expression d'une affection plus générale du
système nerveux et des puissances du système d'où dépen-

---

(1) Elémens de Médecine pratique, traduction de Bosquillon. Paris, 1797,
t. II, p, 185.

(2) *Genera morborum*, Upss. 1763.

(3) *Definitiones gener. morb*, Gott. 1764.

dent plus spécialement le sentiment et le mouvement (t. II,
p. 185); puis leur assigna pour cause prochaine soit l'interruption et la faiblesse des puissances sensitives et motrices,
soit l'irrégularité avec laquelle ces puissances exercent leurs
fonctions. De là, quatre ordres de ces maladies, les *comata*,
adynamiæ, *spasmi* et *vesaniæ*.

Les *comata* consistent dans quelque interruption ou dans
quelque suppression des puissances d'où dépendent le sentiment et le mouvement volontaire, ou de ce que l'on appelle
les fonctions animales. Les *adynamies* ont pour essence la
faiblesse ou la perte des fonctions vitales ou naturelles. Il
comprend sous le titre d'affections *spasmodiques* des maladies constituées par un état contre nature de contraction et
de mouvement de fibres musculaires ou motrices d'une partie
quelconque du corps. Enfin, l'inégal excitement du cerveau,
ou, du moins, des parties qui président aux fonctions intellectuelles produit les *vésanies*. D'ailleurs sur les causes déterminantes ou éloignées, des redites sans intérêt, aucune recherche personnelle, rien qui, sérieusement, puisse conduire
à une thérapeutique rationnelle.

Après avoir lu les étranges aberrations auxquelles se lais-
sèrent aller, depuis Hippocrate, les médecins les plus célè-
bres, on est certainement heureux de voir enfin' mises de
côté ces stériles dissertations sur les effets du sec et de l'humide, de la pituite et de l'atrabile, des acides et des alcalis,
sur l'âme, les esprits animaux et la mécanique humaine. Cependant, à mon sens, la réforme opérée par Cullen, dans les
termes qui lui servent de formule, rejetant les bases de la pathogénie ancienne et précédant, sans la pressentir, la doctrine physiologique, conduit forcément à l'ontologisme que
Pinel ne tarda pas à introduire dans la médecine. Broussais
allait bientôt ruiner ce système. Mais avant la venue de ce
novateur célèbre, Morgagni avait paru, et ses découvertes
avaient inspiré le goût des recherches anatomo-pathologi-
ques. Les maladies nerveuses furent soumises avec ardeur à
ce mode d'investigation, et l'entraînement fut tel, que toute
névrose ne tarda pas à avoir sa lésion. Dejà depuis longtemps
quelques-unes de ces maladies avaient été rattachées à des
altérations organiques du système nerveux ; F. Hoffmann et

Boerhaave avaient surtout apporté une grande précision dans l'indication de ces désordres, mais ce fut bien réellement Morgagni qui détermina cet irrésistible mouvement anatomo-pathologique dont le résultat fut un renversement complet de toutes les anciennes idées médicales. Sous l'influence de cette révolution, l'existence des névroses comme genre morbide se trouva singulièrement compromise , et bientôt ni Cullen, ni Pinel, ni le respect des traditions ne purent empêcher ces maladies de disparaître dans les cadres de la pathologie nouvelle.

Broussais supprima les névroses ; les phénomènes qui les caractérisaient ne furent plus que des symptômes d'une affection locale du système nerveux ou l'expression sympathique d'une irritation éloignée. Des travaux nombreux furent entrepris sur cette matière d'après l'inspiration de la doctrine physiologique , et telle fut l'incroyable préoccupation des esprits à cette époque, que les résultats de ces recherches répondirent pleinement aux conceptions du système (1). Heureusement, des observateurs moins enthousiastes ne tardèrent pas à opposer des faits contradictoires, et l'un des plus ardens disciples de Broussais, Roche, vaincu par l'évidence, se crut obligé, pour l'honneur du système, de supposer une accumulation imaginaire du fluide nerveux, de créer, en un mot, l'*irritation nerveuse*. Alors, quelques névroses reprirent rang dans les cadres nosologiques ; Georget(2), M. Rostan (3), tout en faisant leurs réserves, reconnurent comme telles la catalepsie , la chorée, l'hystérie, la folie, etc... et M. Bouillaud leur accorda dans sa *Nosographie médicale* une très-large place. Ainsi, les affirmations de la doctrine s'évanouissaient une à une, mais, comme au temps de Cullen et de Pinel, reparut naturellement l'ontologie. L'école physiologique venait de tomber ; les anciennes idées humorales , mécaniques, chimiques, animistes, avaient trop vieilli et, surtout, avaient été couvertes de trop de ridicule

---

(1) Fourcade-Prunet, Maladies nerveuses des auteurs. Paris 1826. En 1816 avait paru le Traité des Maladies nerveuses, de Louyer-Villermay qui, précédant les écrits de Broussais, était pourtant conçu d'après des vues analogues.

(2) Dict. de méd., article Nevroses, t. XV, p. 406.

(3) Médecine clinique, t. II, 2ᵉ édit., 1830.

par l'illustre auteur de l'*Examen des doctrines* ; les maladies nerveuses restaient encore sans théorie, et l'organicisme moderne fut impuissant à en créer une.

Je dirai tout à l'heure comment quelques auteurs contemporains ont su comprendre les névroses ; voyons d'abord quel enseignement il est possible de tirer du rapide exposé qui précède.

Eh bien ! au travers de tant d'appréciations diverses, il est facile de discerner quatre systèmes dominans que nous trouverons bientôt réunis dans l'éclectisme de l'école de Paris : 1º l'*humorisme* ; 2º le *solidisme* ; 3º l'*ontologisme* ; 4º le *physiologisme*. En d'autres termes, les névroses ont été tour à tour *symptomatiques* de lésions des liquides, symptomatiques de lésions des solides, *idiopathiques* et *sympathiques* ; et aux divers âges de la science, la thérapeutique conseillée contre ces maladies indique suffisamment quelles étaient, à leur sujet, les vues théoriques des médecins de chacune de ces époques.

Il ne faut pas croire cependant que l'un ou l'autre de ces systèmes ait toujours dominé la pensée des auteurs qui ont écrit sur les névroses. Fr. Hoffmann divise l'épilepsie en symptômatique, sympathique et idiopatique, et l'etiologie qu'il indique pour la plupart des affections nerveuses correspond à cette division. Les variétés établies d'après la cause par Boerhaave, Dehaën, Sauvages, etc., qui trouvaient dans ces divisions des indications essentielles pour le traitement, démontrent combien, chez eux, le fait l'emportait sur la doctrine. Mais on ne trouve dans leurs ouvrages aucune vue d'ensemble d'où pût sortir un système général de thérapeutique.

Tissot est le seul qui ait émis sur les névroses des idées synthétiques capables d'imprimer un mouvement sérieux à leur étude et d'influer sur la pratique médicale ; son *Traité des maladies des nerfs* (Paris, 1778) mérite une considération particulière. Cullen et Tissot écrivaient à peu près à la même époque, le premier à Edimbourg, le second en France, et il me paraît probable qu'ils restèrent inconnus l'un à l'autre, car, dans leurs ouvrages, ils gardent vis à-vis l'un de l'autre le plus complet silence. Quoi qu'il en soit, à eux deux revient l'honneur d'avoir constitué la classe des névroses. C'est cependant à Cullen qu'on en rapporte tout le mérite, et c'est réellement cet auteur qui les a fait entrer comme genre morbide dans les cadres de la pathologie. Mais s'il a compris les affinités de localisation qui existent entre ces maladies, il a complétement ignoré tous leurs autres titres de parenté qu'avait entrevus Boerhaave et que Tissot sut reconnaître et apprécier de la manière la plus heureuse.

Conformément aux idées physiologiques de l'époque, il considéra les nerfs comme des vaisseaux dans lesquels se distille et circule un fluide, les *esprits animaux*, qui du cerveau va aux parties et des parties au cerveau (t. I, p. 242). Ce fluide, comme tous les fluides de l'économie, est susceptible de modifications dans ses propriétés, d'augmentation et de diminution. De là les maux de nerfs proprement dits, car il ne comprend pas sous ce nom les affections qui viennent des lésions anatomiques, quoiqu'il s'en occupe cependant (p. 265-258). Voilà pour la cause prochaine. Mais ces changemens dans l'état des *esprits animaux* correspondent à des altérations du sang qui en fournit les matériaux ou de l'organisme entier qui engendre le sang ; enfin, les maladies de tous les organes du corps font naître des sympathies qui réagissent sur le système nerveux. Et Tissot se trouve conduit à l'étiologie véritable, aux causes éloignées, à celles qui fournissent les indications essentielles de la thérapeutique. Aussi leur consacre-t-il un volume entier, dans lequel brillent à la fois et l'esprit d'observation et la haute sagacité de l'auteur Chacune de ces causes est apte à produire les névroses les plus variées, et chaque forme des maladies nerveuses peut avoir sa source dans ces diverses causes. Il établissait ainsi la parenté étiologique de ces affections et la confirmait plus loin par son chapitre des métastases nerveuses (t. IV, p. 153).

Les idées de Tissot et de Cullen, qui résumaient tous les progrès de la médecine depuis Hippocrate, et laissaient peu de choses à faire sur les maladies nerveuses, furent absorbées par la doctrine de Broussais, et, je l'ai déjà dit, au sortir de cette révolution médicale, en reprenant rang dans la science, les névroses restèrent sans théorie. L'ontologie reparut : chacune de ces affections fut de nouveau une sorte d'être morbide existant par lui-même et indépendant de toute autre circonstance, comme au temps de Pinel. Telle est encore la pensée régnante parmi nous sur les névroses, pensée qui en domine la thérapeutique et conduit fatalement à cet empirisme que j'essaie de combattre.

Il faut signaler pourtant la tendance contradictoire de quelques esprits, qui, revenant vers le passé, relèvent l'éclectisme de Tissot. Aux systèmes tombés on emprunte les idées jugées saines, et l'on essaie de reconstruire, sinon une théorie, au moins une étiologie des névroses, à laquelle on subordonne le traitement. Sous l'inspiration de cet éclectisme moderne ont été ecrits les articles *Paralysie* du *Dictionnaire de Médecine* en 30 volumes (Rochoux) ; *Epilepsie* du *Dictionnaire des sciences médicales* (Esquirol) ; *Névroses* du *Compendium de médecine* (Monneret et Fleury), etc..., où l'on trouve constamment reproduite cette division des maladies nerveuses en idiopathiques, symptomatiques et sympathiques.

La pensée étiologique a présidé, d'ailleurs, à un certain nombre de travaux récens, parmi lesquels je citerai : une Note sur les affections paralytiques de M. Golfin, professeur à la Faculté de Montpellier (1) ; un Mémoire sur la chlorose et ses complications par M. Ashwehl, médecin de l'hôpital Guy à Londres (2) ; un Mémoire de M. Belhomme sur les folies sympathiques (3) ; un Mémoire sur les névroses syphilitiques par M. Ehrard (4) ; le Mémoire de M. Sée sur la chorée (5) ; la Thèse de M. L. Corvisart sur la contracture des extrémités (1852) ; le *Traité de l'Epilepsie* récemment publié par M. Delasiauve (1854) ; le Traité des maladies nerveuses de M. Sandras (1851), et bien d'autres recherches dont il sera question plus loin.

Après cet exposé historique où figurent tant de noms illustres, j'hésiterais à présenter mes appréciations personnelles, si elles n'étaient une déduction naturelle des travaux que j'ai

---

(1) *Revue médicale française et étrangère*, février 1836.
(2) *Gazette médicale*, p. 341.
(3). Mémoire lu à la Société médicale d'émulation, décembre 1838.
(4) *Gazette médicale*, Paris 1833, p. 119.
(5) Mémoires de l'Académie de médecine, 1850.

analysés. Bien que j'aie la conscience d'avoir aussi pensé par moi-même, j'accepte volontiers un rôle plus en rapport avec ma position, me bornant à résumer les recherches des autres. J'en serai d'autant plus à l'aise pour énoncer des conclusions que mon manque d'autorité rendrait suspectes si elles reposaient seulement sur mes propres investigations. Toutefois, chacun le comprend, on ne pourrait sans préparation, et surtout sans posséder des élémens de contrôle, remplir même cette tâche inférieure ; et si je me permets de juger quelquefois les hommes et les doctrines, c'est tenant en main, si je puis ainsi dire, les pièces du procès ; car cet essai, exigu dans ses proportions, représente l'analyse scrupuleuse de. plus de trois cents faits, dont la moitié environ a été recueillie par moi-même.

Quel qu'ait été à toutes les époques, quel que soit même de nos jours l'empirisme de la thérapeutique en fait de maladies nerveuses, presque toujours a régné dans les écrits des chefs d'école une tendance remarquable au rationalisme. Que sont, en effet, appliquées aux névroses, les doctrines des humoristes, des chimiâtres, des physiciens, des mécaniciens, des anatomo-pathologistes, qui subordonnent tous l'affection et son traitement à ces causes prochaines sur lesquelles ils basent leurs systèmes ? C'est assurément de la médecine rationnelle, médecine dont Tissot arbora si hautement le drapeau, en la comprenant, toutefois, d'une manière différente, et dont Broussais fut l'expression extrême.

Il faut donc que la pensée ontologique répugne à l'esprit humain, ou soit bien incompatible avec l'observation. A peine, en effet, la voyons-nous érigée en système par un ou deux auteurs, et cela précisément à des époques où les théories anciennes s'écroulant, n'étaient encore remplacées par aucune théorie nouvelle ; c'est-à-dire, pendant ces périodes de scepticisme qui précèdent et suivent les révolutions. De tout temps, néanmoins, on a admis des névroses *idiopathiques*, et les auteurs contemporains signalent comme telles le plus grand nombre. Mais il faut remarquer que, de tout temps aussi, on a attribué à ce terme un autre sens que le sien propre ; ou bien, plus communément, on l'a adopté comme une fiction représentant en réalité notre ignorance des causes de ces maladies. Le travail le plus propre, sans contredit, à faire admettre des affections nerveuses primitives est l'ouvrage de M. Cerise, intitulé : « *Des fonctions et maladies nerveuses dans leurs rapports avec l'éducation sociale et privée, morale et physique,* » et couronné par l'Académie de médecine (1). Et cependant, l'auteur, presque exclusivement préoccupé des prédispositions engendrées par l'éducation, rattache en définitive toutes les névroses à une condition pathogénique *du sang* ou du *système nerveux, originelle* ou *acquise, résultat d'un vice de nutrition générale originel* ou *acquis* (2); en un mot, il conclut dans le sens de l'organicisme.

On ne doit donc reconnaître des affections nerveuses *essentielles* qu'avec une extrême réserve; car, s'il paraît déjà difficile de comprendre le désordre d'une fonction sans aucun dérangement dans les conditions au milieu desquelles elle s'exécute, je montrerai bientôt combien les faits sont propres à nous rendre circonspects.

D'un autre côté, je ne saurais considérer comme *névroses* ces accidens symptomatiques d'une altération matérielle du système nerveux ; le nom de névrose et l'idée qu'on s'en forme depuis Cullen, excluant la supposition d'une lésion des organes de ce système. Je repousse même les artifices de raisonnement au moyen desquels les anatomo-pathologistes cherchent à ramener toutes ces affections à leur doctrine, tout en constatant les infructueux résultats de leurs recherches. Que, dans les parties nerveuses affectées aux fonctions atteintes d'une perturbation profonde , il existe une modification particulière; dans certaines circonstances je suis disposé à l'admettre. Le sang peut déposer, dans la trame de nos organes, des molécules étrangères à l'économie ou des élémens mal élaborés , capables d'altérer les propriétés vivantes des tissus. Mais la structure anatomique que le scalpel peut explorer, que le microscope peut analyser dans ses plus menus détails et dont nous sommes trop souvent impuissans à réparer les désordres, la structure anatomique, dis-je , reste intacte dans les maladies nerveuses proprement dites; et,

---

(1) Paris, 1842.
(2) Résumé du chap. VII, p. 516 ; proposit. VI et XXIII.

suivant toute apparence, serions-nous armés de moyens d'investigation bien supérieurs, nous ne saurions constater des dérangements absents. Bientôt, en effet, je parlerai de l'anémie, de la chlorose, de diathèses diverses, comme causes de ces affections ; n'est-il pas possible, en pareil cas, que tous les désordres fonctionnels observés soient dus à une simple modification dans les propriétés incitantes du sang? Souvent aussi les névroses sont de pures sympathies exprimant la souffrance d'un organe éloigné. Quels changemens espérerait-on trouver alors dans l'état des parties nerveuses? On le voit donc, il faut renoncer à poursuivre à la pointe du scalpel ces altérations invisibles, admises pour l'honneur des systèmes et au grand préjudice de la science qu'enchaînent ces erreurs. De nos jours, d'ailleurs, il est à peine nécessaire d'insister sur un sujet presque hors de discussion.

Ainsi, ni l'ontologie, ni l'anatomisme ne sauraient trouver place dans l'histoire des névroses vraies. Est-ce à dire, cependant, que jamais la folie, l'épilepsie, la chorée, la paralysie, le tétanos ne peuvent avoir leur source dans des lésions appréciables des organes nerveux? Est-ce à dire qu'une violente perturbation morale ou toute autre circonstance accidentelle, n'a jamais été capable d'entraîner de pareils désordres? Telle n'est pas ma pensée, et je ne suis pas de ceux qui nient le soleil. Mais je n'admets pas comme névrose, s'il faut le répéter, des phénomènes morbides liés à un état pathologique du tissu nerveux; et pourtant j'oserai affirmer avec M. Cerise qu'aucun trouble fonctionnel ne saurait persister, s'il n'existe une cause matérielle capable de s'opposer aux efforts incessants de la force médicatrice, toujours prête à rétablir en nous l'équilibre rompu.

· Or, je le demande, ces affections dénuées de l'existence propre des êtres morbides fictifs imaginés par Pinel, n'étant non plus directement liées à aucune lésion du système souffrant, se développant d'ordinaire comme je l'ai dit et comme je vais bientôt le prouver, sous l'influence d'une multitude de conditions pathologiques fort diverses, sont-elles des maladies spéciales? Ne doit-on pas les considérer, au contraire, comme de simples manifestations morbides? Et ne faudrait-il pas, en conséquence, opérer à l'égard des névroses ce déclassement opéré déjà à l'égard de l'ictère, de l'œdème, de la cyanose, de l'emphysème, etc , etc., qui, longtemps rangés parmi les espèces nosologiques, ne sont plus aujourd'hui que des expressions séméiologiques à signification très-variable ?

Broussais avait nié les névroses en tant que maladies, et n'y voyait que des symptômes. Cette proposition hardie (1) contenait toute une révolution dans la pathologie des affections nerveuses, et la réaction qui renversa la doctrine physiologique n'en apprécia certainement pas la valeur. Malheureusement Broussais, toujours exclusif, ne reconnut qu'une seule modification organique capable d'engendrer ces manifestations, et, lorsque le règne de l'irritation fut passé, sa pensée sur les névroses, manquant de point d'appui, s'abîma comme le reste de son système.

Pour moi, il faut l'avouer, je ne saurais comprendre les névroses autrement que Broussais : à mes yeux, les *affections* (2) *nerveuses ne sont pas des maladies, mais de simples expressions morbides.* Les détails qui vont suivre serviront de développement à ma pensée.

II.

ÉTIOLOGIE.

L'étiologie des maladies nerveuses se réduit, pour la plupart des médecins, à de vagues indications sur l'influence du sexe, de l'âge, du tempérament, de la constitution, de l'hérédité, des passions, des chagrins, des contentions d'esprit ou des brusques mouvemens de l'âme, comme la colère, la frayeur, etc... Sans méconnaître la part d'action que prennent ces diverses circonstances dans la production des névroses, on peut affirmer que leur rôle a été fort souvent exagéré ou mal interprété. Exclusivement préoccupés de ces causes plus facilement saisissables, presque tous les pathologistes modernes ont méconnu des influences pathogéniques d'un ordre bien différent, et qui, cependant, dans un grand nombre de

---

(1) Examen des doctrines, proposit. CVII.

(2) On verra plus loin que j'établis une importante distinction entre l'*affection* nerveuse et l'*accident* nerveux.

cas, méritent seules le titre de causes *déterminantes* ou *géné-ratrices*, et sont la source des principales indications curatives. Appelées causes éloignées par les auteurs qui en ont fait mention (1), elles ont été fréquemment considérées comme de simples concomitances et d'autres fois comme des compli-cations ou même comme des conséquences des affections qu'en réalité elles engendrent. Quelles que soient d'ailleurs les appréciations portées sur leur compte, la place importante qu'elles occupent toujours dans la pathologie des névroses montre combien leur existence est incontestable, combien elles ont frappé de tout temps l'esprit des observateurs. Or, en combinant les recherches bibliographiques et les investi-gations cliniques auxquelles je me suis livré, je crois pouvoir classer toute cette catégorie de causes sous les chefs sui-vants :

1º *Altération du sang* (pléthore, chlorose, anémie).

2º *Epuisement physique* (par déperditions, excès de toute nature, excès de travail physique ou intellectuel, effet des chagrins, des passions, etc).

3º *Cachexies.*

4º *Maladies aiguës et chroniques* qui tendent à affaiblir l'économie (fièvres graves, suette, choléra, dysenterie, fiè-vres intermittentes prolongées, albuminurie, etc.)

5r *Diathèses* (scrofules, syphilis, rhumatisme).

6º *Action du froid et de l'humidité.*

7º *Intoxications* (plomb, mercure, arsenic, alcool, tabac, infection paludéenne, etc.).

8º *Influence de certaines névroses sur le développement d'autres névroses* (hystérie, épilepsie).

9º *Névroses sympathiques* (d'affections thoraciques, abdo-minales, vers intestinaux, lésions externes, etc.

10º *Causes qui agissent directement sur le système ner-veux.*

Cette énumération paraîtra d'abord, j'en suis convaincu, plutôt un produit de l'imagination qu'un résultat d'études cliniques positives ; mais je prie de retarder un peu ce juge-ment, car il ne m'atteindrait pas seul et porterait aussi sur

---

(1) Sydenham, Fr. Hoffmann, Boerhaave, Sauvages, Dehaën, Tissot, etc.

les hommes éminents auxquels j'emprunterai des opinions et des faits confirmatifs de mes observations propres. Loin de surcharger l'étiologie des maladies nerveuses, j'ai pris a tâche d'élaguer ce qui n'offrait pas un caractère suffisant d'authenticité, tout en mettant beaucoup de soin à demontrer l'existence des causes les plus fréquemment signalées. Il serait d'ailleurs impossible de donner un tableau complet de toutes les circonstances capables de prêter au développement d'une névrose ; il peut s'en présenter à chaque instant de nouvelles dans les cas spéciaux de la pratique. Je citerai plus loin deux exemples d'épilepsie survenue après l'introduction dans l'oreille de corps étrangers et guérie après leur extraction. Comment pourrait-on s'attendre à un fait semblable ? Comment en prévoir bien d'autres que le medecin pourra rencontrer ? Comment les indiquer, lors même qu'on s'amuserait à les supputer ? Le praticien est prévenu qu'en face d'une affection nerveuse il doit porter ses regards au delà du symptôme, que mille circonstances étrangères en apparence à la maladie peuvent en être les causes pathogéniques ; cela suffit. A lui d'étudier, de remonter dans le passé de son malade, d'analyser la filiation des phénomènes morbides, d'examiner avec soin toute son économie, et, s'il découvre quelque particularité suspecte, de chercher à l'éliminer, ne serait-ce qu'à titre d'exploration.

Il me reste à présenter une dernière réflexion : je dois m'attendre à de nombreuses objections que j'ai dejà entendu soulever bien souvent. Je ne chercherai pas à les discuter ici ; je puis dire seulement que, les ayant prévues, j'ai fait en sorte d'éviter tout ce qui pourrait y donner prise ; je ne me flatte pas d'avoir entièrement réussi, car il est impossible d'exprimer toute sa pensée dans un travail aussi restreint ; mais l'exposé qui va suivre aura au moins l'intérêt de la vérité. J'ai dû restreindre le nombre des observations que j'aurais désiré accumuler dans ce mémoire et n'en donner même qu'un rapide résumé ; si donc, après avoir pris connaissance de ces faits, on ne se sentait pas suffisamment édifié, on devra se rappeler que la plupart ont été l'objet de publications plus détaillées. On me reprochera peut-être d'avoir trop facilement accepté ce qu'ont écrit les anciens auteurs ; je ne pense pas que le témoignage de Sydenham, Fr. Hoffmann, Boerhaave, Sauvages, Dehaen, Cullen, Tissot, Maisonneuve, etc , soit de nature à infirmer le résultat de mes recherches. Cependant, pour échapper à cette sorte de mise en suspicion pratiquée, en sciences exactes, contre ce qui nous vient d'autrefois ou de loin, j'ai éliminé avec soin tout ce qui n'a pas été confirmé par des études modernes. Je me suis attaché à établir ainsi un véritable système de confrontation, contrôlant les observations anciennes par les recherches contemporaines, et réciproquement : sorte de vérification bien propre à établir la valeur de ces diverses données.

1o *Altération du sang.*

Je ne comprendrai sous ce titre que la pléthore, la chlorose et l'anémie.

La *pléthore* est indiquée par la plupart des auteurs anciens et modernes comme apte à déterminer certains désordres nerveux, et en particulier des phénomènes épileptiques. Mais son mode d'action a trop d'analogie avec les maladies organiques du système nerveux, qu'elle finit souvent par déterminer, pour qu'il soit prudent de classer ses effets parmi les névrosés. J'eliminerai donc cette cause tout en la signalant à l'attention des médecins, qui, d'ailleurs, sont d'ordinaire plus disposés à la voir là où elle n'est pas qu'à la méconnaître.

Si l'on attribue beaucoup à la pléthore, en revanche on se préoccupe trop peu de deux états opposés, la *chlorose* et l'*anémie*, que je ne crains pas de placer au premier rang parmi les causes des affections nerveuses : tout démontre, en effet, leur influence sur la production de ces maladies. Les bons pathologistes de tous les temps ont su la constater, au moins dans certains cas particuliers, et l'observation d'Hippocrate : « *sanguis moderator nervorum* » en contient, il me semble, l'indication précise. Sydenham se montre pénétré de la même pensée dans tout ce qu'il a dit sur l'hystérie et l'hypochondrie (1). Boerhaave admet toute une classe de maladies ner-

---

(1) Médecine pratique. trad. de Baumez et Jault, Montpellier, 1816 ; Lettre à Guillaume Colle, sur la variole et l'hystérie ; t. II, p. 8

veuses « *de defectu sanguinis rubri in vasis piæ matris* (1), »
c'est-à-dire par chlorose, comme on peut s'en convaincre en
lisant la définition qu'il donne de cette maladie ; et il signale
en même temps dans plusieurs passages les effets de pertes
de sang : « Mulier enim potest plus sanguinis perdere quam
vir sine periculo vitæ, sed ubi nimiam amittit copiam, *inci-
dit in illud malum quod vulgo vocant vapores* (p. 156-157). »
Et ailleurs : « Ex hac radice (hemorrhagia) *oriuntur varii imo
oppositi generis nervosi morbi, qui tamen omnes eadem methodo curantur* (p. 161). » Tissot présente des réflexions analogues au sujet des grandes hémorrhagies (t. III, p. 124), des
menstrues trop abondantes (p. 88), et quoique nulle part dans
son ouvrage on ne rencontre le mot de chlorose, il n'a pas
méconnu les indications fournies par cet état morbide. Lorsqu'il trouvait des maux de nerfs avec les signes « d'une fibre
» trop molle et trop lâche, de trop d'aquosité partout, de li-
» queurs trop peu stimulantes, » il présumait « que l'action
de tous les vaisseaux étant trop froide, le sang trop aqueux, le
cerveau et les nerfs étaient trop faibles aussi ; peut-être les
muscles trop irritables, puisqu'il paraît que l'irritabilité dans
les mêmes parties est en raison inverse de la densité du glu-
ten. Si, avec ces symptômes, dit-il, je trouve tous ceux qui
annoncent les maux de nerfs, je ne douterai pas que le vice
ne tienne au vice général de sa machine (t. II, p. 272, 273). »

De nos jours, nous voyons la chlorose ou l'anémie fréquemment signalées comme causes des maladies nerveuses. Il est
important surtout de constater l'insistance de M. Bouillaud
sur ce sujet (2). M. Andral n'est pas moins explicite : « Je
vais essayer de prouver que, même dans les névroses, la
considération de l'état du sang peut avoir son importance.
L'observation clinique a depuis longtemps montré qu'une
des causes les plus puissantes de beaucoup de névroses, c'est
un certain degré d'affaiblissement de la constitution ; de là,
dans beaucoup de ces maladies, l'incontestable avantage
d'un traitement tonique qui, en relevant les forces, ramène

---

(1) *Prælectiones academicæ de morbis nervorum* ; Lugdunum-Batavorum, 1760 ;
t. I, p. 148.

(2) Clinique médicale, 1837, t. III, p. 201, et Nosographie médicale, 1846.
t. III, p. 442-43.

le système nerveux à l'équilibre et fait disparaître le désordre de ses fonctions. Les résultats fournis par l'étude du sang viennent confirmer ceux que donne ici la clinique. En effet, *on trouve que, dans beaucoup de névroses, le sang est remarquablement pauvre en globules ;* or, on sait de reste que ce sont les globules qui, par l'élévation ou l'abaissement de leur chiffre, marquent dans le sang la force ou la faiblesse de la constitution. Si l'on diminue encore ces globules, soit par des saignées, soit par une alimentation insuffisamment réparatrice, on accroîtra à coup sûr le désordre nerveux ; que si on procède en sens inverse, il y aura grande probabilité que le désordre nerveux diminuera. Voilà comment on peut expliquer l'heureuse influence qu'exercent sur la terminaison favorable de certaines névroses l'administration des préparations ferrugineuses et l'usage d'alimens substantiels et ré · parateurs ; et c'est parce qu'on diminue à coup sûr les globules par les saignées et par la diète qu'on voit souvent naître ʻtant de troubles des fonctions nerveuses à la suite des grandes émissions de sang et de l'abstinence trop prolongée des alimens (1). » Je pourrais encore rapporter de M. Andral un autre passage où dominent les mêmes appréciations (2). Un auteur allemand, le docteur Erlenmeyer, dans un intéressant Mémoire sur le sang des aliénés (3), a signalé chez eux la fréquence de la dyscrasie séreuse. Tout le monde connaît le remarquable chapitre des ferrugineux et des toniques analeptiques du *Traité de Thérapeutique* de MM. Trousseau et Pidoux où l'on trouve sur les effets de la chlorose et de l'anémie, et particulièrement sur les rapports de ces affections avec les névroses, les indications les plus précises et les plus circonstanciées. On sait aussi que M. Sandras a fortement appuyé sur l'influence si commune de ces causes (4) ; et l'un de ses élèves a soutenu récemment une bonne thèse sur la chlorose, écrite dans le même sens (5). Enfin, je par-

---

(1) Essai d'hématologie pathologique ; Paris, 1843, p. 182.
(2) Clinique médicale, t. V, p. 298 (1833).
(3) Gazette médicale ; Paris, 1847, p. 438.
(4) Traité des maladies nerveuses ; Paris, 1851.
(5) Jugand, De la Chlorose dans les deux sexes au point de vue des affections nerveuses ; 1854.

lerai plus loin des idées de M. Beau, et l'on verra que pour cet habile médecin un grand nombre de maladies nerveuses ont leur source dans la chlorose et l'anémie dont, suivant lui, la dyspepsie est le point de départ constant.

On le voit, cet ordre de causes se trouve introduit dans l'étiologie des névroses sous un puissant patronage, et je ne doute pas que cela ne suffise auprès du plus grand nombre pour en faire admettre irrévocablement l'action ; mais il n'en serait pas de même pour tous. D'ailleurs, ces assertions se rapportent plutôt dans l'esprit de ces auteurs à certaines névroses qu'à l'ensemble de ces maladies, et il est nécessaire de montrer qu'elles peuvent avoir une application plus générale.

A. *Chlorose.* — Je demande pardon d'insister aussi longuement sur ces deux sources d'affections nerveuses ; mais leur importance me paraît telle, et, en même temps, l'inadvertance des medecins à leur égard est si habituelle que je considère comme un devoir de faire aussi quelques efforts pour ramener sur elles l'attention qui, trop souvent, s'égare dans des voies défectueuses et pleines de mécomptes.

Je vois tous les jours méconnaître la chlorose; parce qu'elle ne se manifeste pas avec ses symptômes classiques. La dénomination de cette maladie est la source d'erreurs funestes, et, parce qu'on ne constate pas la décoloration de la peau ou sa teinte jaune verdâtre, on se croit fondé à en nier l'existence. A plus forte raison ne voudra-t-on pas l'admettre chez ces femmes à figure vivement colorée, qui se plaignent sans cesse d'avoir le *feu à la figure*, le *sang à la tête*, des étourdissemens, et qui se croient toujours sous le poids d'un *coup de sang*, car ce sont là leurs expressions. Malheureusement, le médecin est trop souvent porté à partager leurs craintes et agit en conséquence : on les saigne, et, chose remarquable ! la saignée les soulage. Mais bientôt tout se reproduit avec encore plus d'intensité ; on répète les émissions sanguines, et l'on y revient jusqu'à ce que, enfin, l'anémie complète du sujet ouvre les yeux sur son véritable état.

Souvent aussi la chlorose, quand elle est de longue date, finit par subir une sorte d'altération dans sa physionomie ;

cette remarque est surtout vraie chez les malades d'un certain âge, et, en particulier, chez les femmes qui ont atteint l'époque critique. Alors, parfois, tandis que les accidens nerveux qui en dependent prennent un haut degré de développement, ses phénomènes propres se masquent, se larvent, pour me servir d'une expression à la mode. Les bruits anormaux du cœur et des carotides disparaissent d'ordinaire, et la peau prend une teinte moyenne habituelle qui n'est ni de la pâleur, ni de la coloration, quelque chose de terne dont la vue seule donne une bonne idée. Dans ces circonstances, la foule des troubles nerveux absorbe l'attention, et si l'on est habitué à ne voir dans la chlorose qu'une série de symptômes bien determinés, bien classiques, on la méconnaît, parce que les signes considérés comme pathognomoniques font défaut, quoiqu'on les recherche.

Ces remarques sont essentielles, et quiconque saura observer en constatera facilement l'exactitude ; mais elles ne sont pas les seules que pourrait inspirer l'étude pratique de la chlorose. Cependant, je ne puis m'étendre davantage sur ce sujet, quel qu'en soit l'intérêt, et d'ailleurs ces questions ont été traitées avec une grande distinction et le plus grand sens médical par MM. Pidoux et Trousseau (*loc. cit.*).

Je l'ai déjà dit, il n'est pas de cause plus commune des maladies nerveuses que la chlorose. Elle donne surtout naissance à ces affections générales, vagues, mobiles dans leurs formes, que Sydenham et beaucoup d'auteurs modernes (MM. Briquet, Gendrin, Laudouzy, Pidoux, Trousseau) rapportent à l'hystérie ou caractérisent fort bien par l'expression de *mobilité nerveuse ;* que M. Sandras décrit sous le nom d'*état nerveux* (*loc. cit.*, p. 18) ; que M. Cérise appelle *névropathie protéiforme* (1) et bien connues des gens du monde sous la dénomination ironique de *vapeurs.* L'influence de la chlorose sur le développement de cet état si commun, si pénible et qui inspire en même temps si peu de commisération, nettement indiquée par Sydenham (*loc. cit.*), est signalée de nos jours avec la même précision par MM Pidoux, Sandras et Trousseau. Pour ma part, j'ai recueilli dans le

---

(1) Des fonctions et des maladies nerveuses. Paris, 1842, p. 506.

service de M. Sandras des faits nombreux qui déposent tous dans le même sens, et parmi lesquels j'ai choisi l'observation première.

Hystérie. Après avoir observé les maladies nerveuses pendant près de trois ans sur une grande échelle, je ne puis assez m'étonner du silence que gardent presque tous les auteurs à l'égard de la chlorose dans l'étiologie de l'hystérie. Il est à peine croyable qu'elle ne soit pas même mentionnée par M. Landouzy (1), dont les recherches bibliographiques paraissent avoir été si considérables. Pour moi, ce que j'ai vu me porte à croire que l'immense majorité des affections hystériques a pour point de départ la chlorose, et j'insiste énergiquement sur ce fait aussi important que peu connu. Sydenham, dans sa lettre à Guillaume Colle, établit cette étiologie avec une haute sagacité, et elle fut admise plus tard par Sauvages (2), par Bosquillon (3), et indirectement par J.-P. Franck (4), mais surtout de nos jours par MM. Ashwehl, médecin de l'hôpital Guy, à Londres (5), Briquet, au moins si l'on en juge d'après la médication à laquelle il soumet beaucoup d'hystériques, Forget (de Strasbourg) (6), Bouillaud (*loc. cit.*, tom. III, p. 627), Sandras (*loc. cit.*), Trousseau et Pidoux (*loc. cit.*). Enfin, comme je l'ai dit, l'observation quotidienne confirme les assertions de ces divers auteurs, assertions qui d'ailleurs s'appliquent aussi bien à l'hystéro-épilepsie qu'à l'hystérie simple.

Epilepsie. J'ai de puissants motifs pour croire que l'épilepsie se développe parfois sous l'influence de la même cause. L'expression de *cachexie*, employée fréquemment par les anciens auteurs, désignait collectivement plusieurs états morbides parmi lesquels on reconnaît assez souvent les caractères de la chlorose. Ainsi faut-il peut-être l'interpréter dans le passage suivant de Fr. Hoffmann : « Toutes les fois, en

---

(1) Traité de l'hystérie ; Paris, 1846.
(2) Nosographie méthodique, t. IV, p. 136.
(3) Cullen, Méd. prat., t. II, p. 451, annotations.
(4) Traité de méd. prat., t. II.
(5) Gaz. méd.; Paris, 1834, p. 34.
(6) Recherch. cliniq. sur les névroses, Gaz. méd.; Paris, 1849.

» effet, que nous cherchons dans les antécédens les causes de
» l'affection épileptique et des autres affections graves et in-
» vétérées du cerveau, nous apprenons que la plupart des in-
» dividus atteints de ces maladies ont été hypochondriaques,
» ou sujets aux hémorrhagies (1), ou mélancoliques, ou *ca-*
» *chectiques* (2). » Sauvages confirme cette appréciation du
mot *cachexie*, en signalant en ces termes *l'épilepsie cachecti-*
que : « C'est celle qui attaque les sujets pâles, *chlorotiques*,
qui ont des obstructions, et qui est occasionnée par une sé-
rosité âcre, salée, superflue, détenue dans le corps à cause de
la suppression du flux menstruel (*loc. cit.*, t. IV, p. 117). » Le
docteur Ashwehl est le seul auteur contemporain qui présente l'épilepsie comme une complication de la chlorose (*loc.*
cit.).

Malgré ce petit nombre d'indications, je pense que cette
circonstance étiologique mérite de fixer l'attention ; et peut-
être sera-t-on de mon avis lorsqu'on aura vu combien l'a-
némie et la faiblesse se trouvent fréquemment mentionnées
par la plupart des auteurs comme cause de cette grave affection. En outre, on ne pourra s'empêcher d'accorder quelque
importance à l'observation 6e, qu'il m'est impossible de ne
pas considérer comme un exemple d'épilepsie, à moins que
la symptomatologie n'ait aucune valeur.

J'ai vu coïncider une seconde fois cette névrose et la chlorose chez une jeune fille, nièce de la malade dont il vient
d'être question ; et dans l'observation 142e, empruntée à
M. Marotte, le même état diathésique dominait encore tous
les accidens.

Cependant, je suis loin de me croire suffisamment autorisé
par ces quelques faits à admettre la chlorose au nombre des
causes de l'épilepsie. Mais Hoffmann, Sauvages et, de nos
jours, M. Ashwehl paraissent avoir vu des cas analogues, et
cette concordance entre ces diverses observations me semble
de nature à mériter quelque attention.

Chorée. Il ne faut pas chercher l'étiologie de la chorée

(1(Le mot *hemorrhoidarios* me paraît employé par Hoffmann dans le sens de
sujet aux hémorrhagies.

(2) Med. ration. system., § XVI, p. 12, t. III.

dans les anciens auteurs qui connaissaient mal cette affection. Bien qu'elle ait été indiquée déjà vers la fin du XVe siècle, et décrite par Sydenham, Sauvages et Cullen, elle n'a été l'objet d'aucun travail sérieux jusqu'à Bouteille, qui l'étudia plus complétement. Mais nulle part la chlorose ne se trouve mentionnée au nombre de ses causes, et dans les ouvrages ou recueils contemporains; c'est à peine si elle est signalée. M. Ashwehl, dont j'ai déjà cité plusieurs fois le nom et le travail, est peut-être le premier qui ait assigné cette origine à la chorée. Après lui, MM. Sandras (*loc. cit.*, tom. II, p. 518), Sée (*loc. cit.*, p. 432), Rillet et Barthez (1) en ont fait mention, quoiqu'en lui attribuant une importance variable. En outre, MM. Baudeloque, Elliotson, Bonneau, à l'exemple de Mead et de Cullen, ont fait, de nos jours, un heureux emploi des préparations martiales unies au quinquina et à l'opium. Ces citations et les faits que je suis parvenu à réunir me permettent donc d'établir que la chlorose doit occuper une place assez large dans l'étiologie de la danse de saint Guy.

Paralysies. On s'étonnera peut-être de voir figurer la paralysie au nombre des névroses que peut déterminer l'affection chlorotique. On chercherait, en effet, vainement dans les auteurs, si j'en excepté MM. Ashwehl, Sandras et Beau (2), la moindre indication de cette coïncidence. Mais, outre l'assertion des trois habiles médecins que je viens de citer, je suis en mesure de prouver par des faits nombreux la fréquence de cette complication de la chlorose. Dans un mémoire de concours pour le prix de l'Académie impériale de médecine (1853), et qui sera publié prochainement, j'ai présenté une quinzaine d'observations confirmatives de ce fait, et je crois devoir reproduire ici l'une d'entre elles (Observation 9e). D'ailleurs, on ne rencontre pas seulement en pareille circonstance la paralysie du mouvement, mais aussi, et très-fréquemment, celle du sentiment, surtout l'analgésie, que l'on a l'habitude de rapporter à l'hystérie. Je crois même

---

(1) Traité des maladies des enfans; Paris, 1853, t. II, p. 587.
(2) Leçons sur la dyspepsie recueillies par M. Thibierge, *Moniteur des hôpitaux*, p. 644.

être parvenu à démontrer qu'une grande partie de ces paralysies fixes, dites hystériques, sont bien réellement chlorotiques, et guérissent par un traitement tonique et ferrugineux
convenablement dirigé.

Névralgies, gastralgies, dyspepsie . Il est à peine nécessaire d'insister sur la nature chlorotique d'un grand nombre
de névralgies, que presque tous les auteurs signalent comme
l'une des complications les plus habituelles de la chlorose, et
contre lesquelles les préparations ferrugineuses avaient été
employées à Londres avec succès dès 1812 par Benjamin
Hutchinson, mais d'une manière toute empirique. Aussi me
bornerai-je à cette indication, sans chercher à démontrer un
fait si généralement reconnu. J'appliquerai les mêmes réflexions à la *gastralgie* et à la *dyspepsie* nerveuse qui, souvent causes elles-mêmes de la chlorose, lui sont au contraire
consécutives dans un grand nombre de cas.

Beaucoup d'autres nevroses peuvent naître encore sous la
même influence, comme le prouvent les travaux de plusieurs
medecins et l'observation de chaque jour. Je citerai, entre
autres, l'*amaurose*, indiquée dès 1818 par M. Noirsain (1),
puis par MM. Blaud (de Beaucaire) (2) et F. Cunier (3), et
dont j'ai eu l'occasion de voir deux exemples fort remarquables dans le service de M. Sandras ; l'*asthme nerveux* signalé
par M. Bataille (de Versailles), qui obtint trois fois la guérison
par les préparations martiales, faits auxquels je crois pouvoir
ajouter l'observation seizième qui m'est propre. Quoique je
ne possède aucun fait écrit, j'ai vu trop souvent l'*hypochondrie* ou la *mélancolie* coexister avec la chlorose et guérir
avec cette affection, pour qu'il me soit permis de citer ces
maladies nerveuses comme une de ses conséquences assez
communes. M. Ashwehl lui attribue aussi la perte temporaire
de quelques facultés intellectuelles ou affectives. J'ai observé
il y a peu de temps, chez une jeune femme, une monomanie
homicide qu'elle s'efforçait de dissimuler et qui s'est rapidement amendée sous l'influence d'un traitement tonique et

---

(1) *Dissertatio de amaurosi*, lov. 1818.
(2) *Bulletin de thérapeut.*, t. XVII, nov. 1839, p. 345
(3) *Bullet. de thérap.*, t. XVIII, 840, p. 193.

ferrugineux. Enfin, l'observation quinzième nous montre un exemple d'*aliénation mentale* liée à la même cause.

Ces faits et tant d'autres répandus dans les divers ouvrages ou recueils de médecine m'autorisent à affirmer que la chlorose joue un rôle immense dans l'étiologie des affections nerveuses, et qu'elle est apte à développer les formes les plus variées et les plus inattendues de ces maladies. L'observation deuxième fournira une preuve de cette dernière assertion. Il est donc urgent de donner à cet état morbide la plus grande attention, car, je le répète, elle domine très-souvent les indications curatives des névroses.

Observations de névroses chlorotiques.

OBSERVATION I. — Chlorose, névropathie générale. Médication tonique et ferrugineuse. Guérison.

Résumé. —Une fille de 16 ans, extrêmement délicate, dont la mère était sujette à des attaques de nerfs, présentant tous les attributs d'un tempérament lymphatique et même scrofuleux, et toute sa vie sujette à des palpitations, à des douleurs névralgiques, etc., entre dans le service de M. Sandras, le 7 juin 1851, pour des accidents nerveux qu'elle avait déjà éprouvés plusieurs fois, quoique moins intenses, et qui avaient été calmés, mais jamais entièrement guéris par un traitement ferrugineux ou tonique toujours incomplet.

En mai 1851, tous les accidens prirent une nouvelle intensité : faiblesse, palpitations, étouffements, essouflements, douleurs vagues, inappétence, constipation, règles irrégulières, leucorrhée, gastralgie, etc.

A son entrée, outre les symptômes précédents, je constatai ce qui suit : faiblesse extrême du système musculaire, mais aucun phénomène paralytique réel ; parfois, de petites convulsions passagères des muscles de la face et une sorte de frémissement fibrillaire de ceux des membres ; fourmillements aux extrémités ; douleurs vagues dans les parois thoraciques et dans la tête ; hyperesthésie ; analgésie en d'autres points ; aphonie ; affaiblissement et fréquentes aberrations de la vue. Hallucinations dont elle a conscience, et qui ne troublent pas l'intelligence ; surdité fugitive ; bourdonnements d'oreilles, vertiges, étourdissements ; jamais d'accès convulsifs ni de sensations de la boule hystérique. Pas de fièvre ; face et peau très-pâles ; pouls petit, mou, dépressible ; bruits du cœur secs, rapides, petits ; le premier est quelquefois soufflé à la base ; souffle intense dans les carotides ; sang de règles très-pâle, presque aqueux.

Traitement : Quatre pilules de Vallet ; magnésie calcinée, deux grammes après chaque repas ; affusions d'eau froide le long du rachis.

30 *août*. Le même traitement a été continué. Les fonctions digestives se sont améliorées rapidement ; les forces générales se sont rétablies ; tous les phénomènes nerveux ont graduellement disparu. Aujourd'hui la santé est excellente, et cette jeune fille a pris.un embonpoint et un teint rosé qu'elle n'avait jamais eus.

Le souffle des carotides est presque nul. Elle quitte l'hôpital.

OBSERVATION II (1). — Chlorose, affection nerveuse multiforme. Traitement tonique et ferrugineux. Guérison et rechutes successives.

Résumé. — X..., journalière à l'hôpital Beaujon, âgée de 22 ans, entre le 5 avril 1851 dans le service de M. Sandras. C'est une jeune femme d'une constitution assez chétive, maigre et sèche, présentant toutes les apparences propres au tempérament nerveux. Jusqu'au début de l'affection actuelle, elle n'accuse d'autres troubles de la santé qu'une variole, une rougeole, un rhumatisme articulaire, des palpitations et des essoufflements habituels auxquels elle n'a jamais fait attention. Ses règles étaient régulières, mais d'une abondance peu en rapport avec son aspect extérieur, et duraient d'ordinaire dix jours.

Dans les premiers jours de novembre 1850, elle éprouva *subitement* au bout des doigts un froid considérable, sans aucune cause apparente. Les bouts des doigts devinrent d'un rouge sombre avec couleur violacée des ongles et furent le siége d'une douleur vive, comparée par la malade à celle de l'*onglée*. Ces accidents, loin de se dissiper, prirent de jour en jour une intensité nouvelle. Pendant les premiers jours, le froid douloureux était remplacé la nuit par une chaleur brûlante et intolérable. Bientôt le froid devint permanent, les phalanges prirent une teinte d'un rouge violacé passant au noirâtre en certains points ; la douleur s'exaspéra, et le moindre contact l'exaltait jusqu'à déterminer des convulsions très-violentes d'apparence hystérique.

Cet état fut successivement considéré par MM. Robert et Huguier comme une affection locale des vaisseaux, puis comme symptomatique d'une lésion du cœur et traité par des applications de sangsues et cinq saignées dans un assez court espace de temps. Un peu d'amendement se manifesta dans les douleurs, mais aucune amélioration réelle, et même le bout du nez, puis le pourtour du pavillon de l'oreille droite, participèrent à la maladie. Les orteils ne présentèrent jamais rien de semblable.

La malade entra dans le service de M. Sandras à l'occasion d'un redoublement de tous les symptômes. Les douleurs surtout acquirent un caractère atroce, et s'accompagnèrent de convulsions hystériformes d'une extrême violence, mais sans la moindre sensation de

---

(1) Cette observation, très-incomplétement recueillie par une personne étrangère au service, a été publiée sous le nom impropre d'*acrodynie* dans *l'Abeille médicale* de 1851.

boule œsophagienne. Outre l'état des doigts, du nez et de l'oreille
droite précédemment indiqué, je recueillis les détails qui suivent :
caractère variable, triste ou gai sans motifs ; digestions faciles ; constipation opiniâtre ; vertiges, bourdonnements, palpitations, pouls petit
et dépressible, *mais bien sensible aux deux radiales.* Au premier temps
du cœur, bruit de souffle dont le maximum est à la base, et qui se prolonge avec plus d'intensité dans l'aorte et les carotides. C'est un souffle
doux qui disparaît quand la malade fait un effort. La teinte cyanique
des doigts s'étend par vergetures jusque sur le bord interne de la main
et de l'avant-bras. Les extremités des doigts sont froides, ridées et
comme desséchées. Le moindre contact détermine d'atroces douleurs ;
cependant le sentiment tactile est perdu et la malade ne sent pas les
petits corps qu'on lui donne à tenir. — Les douleurs dont ces parties
sont le siége reviennent par accès irréguliers, et lorsqu'elles ont atteint un certain degré d'intensité, elles déterminent des convulsions
que la malade n'a jamais éprouvées et n'éprouve jamais en l'absence
de la douleur. Les accès se renouvellent plusieurs fois chaque jour et
sont marqués par l'augmentation de la teinte cyanique ; dans leur in-
tervalle, cette teinte est remplacée par une teinte d'un blanc mat,
comme si les doigts étaient exsangues. Aucun autre trouble du sentiment ; rien du côté des mouvements, des sens ou de l'intelligence ;
aucun symptôme vers les centres nerveux. — *Traitement :* quatre
pilules de Vallet ; deux grammes de magnésie à chaque repas ; trois
portions ; viande rôtie.

Outre cette médication générale, divers moyens ont été essayés
contre l'état des doigts : bains gélatineux, applications topiques de
chloroforme, sirop de morphine, irrigations froides, onctions avec une
pommade à la strychnine. Tous ces agents ont plus ou moins calmé la
malade, mais toujours momentanément. A partir du milieu de mai,
l'état général s'est amendé et l'état local a paru s'améliorer, mais
d'une manière encore peu sensible. Au commencement de juillet,
l'état général était très-bon, le souffle du cœur et des carotides presque nul : l'état des doigts a subi le même amendement. Le 5 août, les
doigts ont repris leur couleur habituelle, il n'y a plus de douleurs, et,
depuis le 23 mai, il n'y a plus eu d'attaques convulsives. La sensibilité
tactile de la pulpe des doigts a reparu. — Plus de souffle dans les carotides, embonpoint. La malade reprend son service de journalière tout
en continuant son traitement.

3 *février* 1852. Depuis six mois aucun accident nerveux ne s'était
manifesté. X... avait joui d'une excellente santé jusqu'en octobre. A
cette époque, elle est devenue enceinte et a négligé son traitement. Dès
lors l'état général s'est altéré de nouveau, la chlorose a reparu. Il y a
quelques jours, en apprenant la mort de son mari, X... a été prise de
convulsions semblables à celles que nous avons déjà vues chez elle. Cet
accès s'est terminé par un délire continu, mais sans fièvre, qui a duré

trois jours et a disparu sous l'influence de la morphine en potions. Pendant les convulsions la teinte cyanique des doigts a reparu passagèrement. La santé générale est très-altérée : toux sèche, quinteuse, sans aucun signe recueilli par l'auscultation. Souffle intense au cœur et aux carotides. Palpitations, gastralgies, amaigrissement considérable, analgésie générale. 4 pilules de Vallet, 4 grammes de magnésie calcinée, 2 portions : viande rôtie.

22 avril. La grossesse paraît toucher à son neuvième mois. L'état général ne s'améliore pas ; tous les signes de la chlorose et l'analgésie persistent. Depuis quelque temps elle est prise fréquemment d'une aphonie complète sans toux, sans douleur au niveau du larynx, sans aucun signe d'inflammation du côté de cet organe. Cela lui arrive presque tout à coup et dure plusieurs heures ou plusieurs jours sans aucun trouble dans la respiration. Les doigts ont parfois de la tendance à bleuir. Pas de convulsions.

Juin. Cette femme est accouchée au commencement du mois. Depuis quelque temps l'analgésie avait en grande partie disparu. Après l'accouchement il y a eu une hémorrhagie considérable ; la malade est restée très-pâle, amaigrie. L'analgésie a partout reparu. Elle est sortie pour aller à la campagne.

15 novembre. La malade, après plusieurs mois de séjour à la campagne, était revenue grasse, fraîche, bien portante, ne présentant plus aucun accident nerveux. Elle avait repris du service à l'hôpital (8 octobre). Mais bientôt elle a maigri de nouveau, la face est redevenue pâle, les palpitations ont reparu. Hier elle a été prise de violentes douleurs aux extrémités des doigts, qui ont pris rapidement la teinte cyanique autrefois signalée ; en même temps les doigts se sont contracturés et elle a eu une forte attaque convulsive à la suite de laquelle les doigts sont restés bleus, froids et contracturés. Aujourd'hui je constate de l'analgésie sur les avant-bras et les mains, et un souffle intense aux carotides.

1er décembre. — Cette malade a essayé de s'empoisonner en avalant plusieurs grammes de laudanum. Elle est tombée dans un narcotisme profond avec vomissements, qui s'est terminé par un trismus et un état tétanique général. Café en boissons et en lavements, tartre stibié. Elle est revenue à la vie après deux jours. Depuis, tout son corps est resté analgésique ; anesthésie aux extrémités, qui étaient froides et engourdies. La cyanose des doigts avait disparu. Paralysie presque complète du mouvement dans les membres inférieurs ; incomplète dans les membres supérieurs. Gastralgies très-vives, palpitations violentes, souffle intense au cœur et aux carotides. Etat moral très-impressionnable ; larmes fréquentes. Traitement ferrugineux, magnésie, viandes rôties

20 décembre. Graduellement les membres inférieurs ont repris un peu de force à mesure que la santé générale s'améliorait, et aujour-

d'hui, se sentant assez forte pour marcher, elle part pour la Salpê-
trière en qualité d'infirmière. Dès lors j'ai perdu cette malade de vue.

OBSERVATION III. — Chlorose, paralysie des quatre membres, vomissemens nerveux, état nerveux très-intense. Traitement tonique et
ferrugineux. Guérison.

Résumé. X..., sous-maîtresse d'institution, âgée de 24 ans, entre,
le 25 juillet 1851, dans le service de M. Sandras. Tempérament d'apparence lymphatique modifié par une grande susceptibilité nerveuse.
X..., élevée à la campagne jusqu'à l'âge de 16 ans, s'était bien portée
jusqu'à cette époque. Alors s'établit la menstruation : elle fut d'abord
régulière, mais après quelques mois un refroidissement la supprima.
Dès lors la santé s'altéra, l'appétit se perdit, des quintes de toux fort
pénibles la fatiguèrent pendant six mois. En désespoir de cause, on lui
pratiqua une saignée : pendant l'écoulement du sang elle eut une violente attaque de nerfs qui dura quatre heures. Ce fut le début d'une
succession de désordres nerveux qui n'ont presque jamais cessé jusqu'à ce jour malgré le retour de la menstruation : perte de l'appétit,
gastralgies, constipation, palpitations, règles irrégulières, peu abondantes, sang aqueux et décoloré, vertiges, bourdonnements d'oreilles,
grande faiblesse générale, toux quinteuse, attaques convulsives très-
fréquentes, état nerveux extrême, etc... Ces divers symptômes se
sont successivement amendés, puis aggravés à plusieurs reprises, et,
parfois, compliqués d'autres phénomènes. En 1848, les convulsions
s'accompagnèrent d'accès de délire avec chant, revenant presque
chaque jour. Elle fut traitée à la Charité par de fréquentes émissions sanguines : aucun accident ne diminua, et il ne tarda pas à
se développer une paralysie qui envahit graduellement les quatre
membres, puis la langue, malgré l'application réitérée de ventouses
scarifiées en grand nombre le long de la colonne vertébrale. Ces accidents se dissipèrent sous l'influence d'un traitement ferrugineux,
de la strychnine et d'une bonne nourriture. Plus tard, ce fut une aphonie complète, etc... Les antispasmodiques, de violentes révulsions,
les ferrugineux et les toniques ont été mis en usage contre ces divers
symptômes et presque toujours avec succès, mais d'une manière fort
irrégulière. Enfin, en juillet 1851, tous ces désordres prenant une
nouvelle intensité, X... se décida à entrer de nouveau à l'hôpital.
(Les détails qui précèdent m'ont été fournis dans une lettre très-cir-
constanciée par feu M. le docteur Baudin, qui longtemps a soigné la
malade.)

A l'hôpital, on constate tous les signes de la chlorose la plus intense avec dyspepsie, vomissemens nerveux, gastralgie ; un état nerveux très-marqué et caractérisé surtout par de la mélancolie et une
grande tendance aux larmes. Dans les premiers jours, on observe des
attaques convulsives de forme hystérique ; pendant les périodes mens-

truelles, tous les phénomènes s'aggravent, et il vient s'y joindre une céphalalgie continue, intense, puis une aphonie manifestement nerveuse et un affaiblissement voisin de la paralysie.

Traitement. — 4 pilules de Vallet ; 2 grammes de magnésie calcinée après chaque repas ; nourriture spéciale (viandes rôties).

Cette médication continuée avec régularité a amené une amélioration lente, mais de plus en plus sensible. Les digestions sont devenues meilleures, les vomissemens ont cessé ; la malade a repris un peu de force et d'embonpoint, puis les attaques convulsives et l'état nerveux ont graduellement disparu, et le caractère a repris de la gaieté. Enfin, le 4 octobre, sa santé étant très-satisfaisante, X... a quitté l'hôpital, promettant de continuer son traitement.

1854. — J'ai eu plusieurs fois des nouvelles de cette malade et je l'ai revue plus de dix-huit mois après sa sortie de l'hôpital : elle avait continué assez longtemps l'usage des ferrugineux, ses conditions hygiéniques étaient convenables ; la guérison s'était maintenue.

OBSERVATION IV. — Hystérie chlorotique (Forget de Strasbourg, *Recherches cliniques sur les névroses* ; *in Gazet. médic.* Paris, 1847, page 920.)

OBSERVATION V. — Hystéro-épilepsie chez une fille chloro-anémique guérie par les ferrugineux après plusieurs mois d'un traitement infructueux dont les émissions sanguines étaient la base (Docteur Elliotson, *Gaz. méd.*, Paris, 1836, p. 73).

OBSERVATION VI (1). — Chlorose ancienne, épilepsie, paraplégie incomplète, guérison.

Résumé. — X...., âgée de trente-deux ans, entre le 16 octobre 1851 dans le service de M. Sandras. Depuis l'âge de douze ans, elle est sujette à des palpitations, à des essoufflemens, des gastralgies avec dépravation de l'appétit, des douleurs vagues, un malaise général, etc. Les règles, établies à seize ans, ont toujours été très-abondantes. Mariée à dix-huit ans, en moins de trois années elle a eu successivement trois grossesses marquées par toutes sortes d'accidens. La première fut interrompue par une contusion suivie d'une hémoptysie qui ne cessa plus dès lors, et d'un avortement avec métrorrhagie qui dura plus de quinze jours. Les cinq derniers mois de la seconde grossesse furent marqués par un dévoiement continuel, et après la délivrance s'établit un écoulement de lait continu et tellement abondant, que non-seulement les linges, mais le lit de la malade en étaient inondés : cela dura six mois et détermina un grand amaigrissement. L'hé-

---

(1) Un ancien élève de M. Sandras, M. Jugand, a reproduit cette observation dans sa thèse d'après une rédaction incomplète que je lui avais communiquée et destinée à figurer dans un travail sur les paralysies. Je rétablirai ici ce qui se rapporte aux phénomènes convulsifs.

moptysie continuait aussi et persista pendant la troisième grossesse, dès le début de laquelle s'établit de nouveau un écoulement de lait par les mamelons. Après l'accouchement, elle nourrit son enfant. Elle avait beaucoup maigri, avait perdu l'appétit et les forces ; un régime très-débilitant acheva de ruiner sa santé, et depuis elle a toujours été traînante, accusant des palpitations plus fortes, des douleurs d'estomac, des difficultés de la digestion, etc...

En 1846, son état général restant toujours mauvais, à la suite d'une forte émotion, le caractère de la malade resta triste et morose. Au bout de deux mois, sans cause apparente, elle tomba subitement privée de connaissance en se débattant dans des convulsions. Trois ans se passèrent sans nouvel accident de ce genre, mais pendant lesquels elle continua à dépérir. Etant interne à l'hôpital Bon-Secours, en 1850, je constatai chez X... tous les signes d'une chlorose bien caractérisée, et, outre l'hémoptysie dont j'ai déjà parlé, le singulier phénomène d'une exsudation sanglante sur la muqueuse buccale et pharyngienne. A cette époque, de graves symptômes du côté des poumons se manifestèrent et aggravèrent encore l'état général de la malade. Ils disparurent pourtant, mais alors survinrent des attaques convulsives de plus en plus fréquentes et qui ont présenté toutes les apparences de l'*épilepsie* et non celles de l'hystérie : un malaise, de la céphalalgie et un état nerveux indéfinissable les précédaient ; puis, après quelques heures ou quelques jours de prodrome, elle était tout à coup comme suffoquée et tombait en se débattant. La face s'injectait, se contorsionnait, les traits étaient tirés d'un côté, les veines du cou se gonflaient énormément, du sang s'échappait de la bouche, qui se remplissait bientôt d'une écume souvent sanguinolente ; la connaissance et la sensibilité étaient absolument abolies ; les mains étaient fermées, crispées, le pouce renversé dans la paume de la main, et les membres roidis étaient agités de mouvemens saccadés. Ces attaques n'étaient pas toujours aussi violentes et consistaient parfois en une céphalalgie intense avec vertiges et perte absolue de connaissance pendant un temps fort court. Aux accès succédait une sorte d'hébétude avec accablement extrême.

Au commencement de l'année 1851, la malade fut mise à un traitement ferrugineux, à l'usage habituel de la magnésie calcinée et à un régime très-substantiel ; elle s'installa à la campagne quand vint le printemps. Son état général s'améliora, quoique le traitement ait été interrompu par de nombreux accidens et, en particulier, par des diarrhées avec coliques. Les attaques convulsives devinrent un peu plus rares, mais restèrent très-violentes ; bientôt elles ne parurent qu'à d'assez longs intervalles, et enfin la dernière eut lieu vers le 20 juillet 1851. Depuis, il n'y en a plus eu jusqu'à ce jour (octobre 1854).

Cependant, malgré une véritable amélioration de la santé générale, les symptômes de la chlorose persistaient, et bientôt de nouveaux accidens se manifestèrent : je veux parler d'une paraplégie graduelle incomplète dont elle commença à éprouver les premiers phénomènes au commencement de septembre 1851, et qui la força d'entrer, le 16 octobre, dans le service de M. Sandras.

Traitement — 4 pilules de Vallet. magnésie calcinée après chaque repas ; onctions avec une pommade au sulfate de strychnine ; affusions froides le long de la colonne vertébrale ; bains frais ; électricité.

Pendant le premier mois de son séjour dans nos salles, elle ne put surmonter l'ennui et le dégoût que lui inspirait l'hôpital ; elle mangeait peu, maigrissait encore, et le mal empirait malgré l'emploi des moyens énergiques que je viens d'indiquer. La paralysie, remontant toujours, avait même atteint la main et l'avant-bras gauche ; il faut ajouter que cette affection ne coïncidait avec aucun trouble du côté des centres nerveux ; la vessie fonctionnait bien ; les selles étaient normalement rendues. La contractilité musculaire était d'ailleurs affaiblie.

Vers la fin de novembre, l'appétit se développa, la gaîté revint, la malade prit de l'embonpoint, la face se colora, et bientôt se manifesta une amélioration rapide. Le 22 janvier 1852, il ne restait plus qu'un peu de roideur dans les membres ; la marche était facile ; la chlorose était presque nulle et la malade quitta l'hôpital. La guérison s'est maintenue (octobre 1854).

OBSERVATION VII. Chorée chlorotique (Ashwehl. Mémoire sur la chlorose et ses complications. *Gazett. Méd.*, Paris, 1838, p. 341).

OBSERVATION VIII. Chorée guérie rapidement par un traitement ferrugineux dans le service de M. Requin (Sandras, *loc. cit.*, t. II, p. 521).

OBSERVATION IX (1). Chlorose. hystérie, vomissemens nerveux, paralysies à marche progressive des quatre membres.

Résumé. X..., âgée de dix-neuf ans, femme d'une assez forte apparence, d'un tempérament lymphatique nerveux, entre le 16 juillet 1851 dans le service de M. Sandras. — Réglée à quatorze ans, chaque époque s'accompagnait de fortes douleurs lombaires. Mariée à dix-huit ans, elle eut quelques jours après une attaque convulsive à la suite d'une altercation, et dès lors se manifestèrent tous les signes d'une dyspepsie très-caractérisée : douleurs à l'épigastre après le repas, nausées, et enfin vomissemens qui ne cessèrent plus jusqu'au moment de son entrée à l'hôpital ; amaigrissement et affaiblissement considérable, puis palpitations violentes. Bientôt se développe un état

______

(1) Tous les accidens nerveux, chez cette malade, pourraient être considérés comme hystériques. Mais, en ce qui concerne la paralysie, en particulier, il suffira de faire remarquer que l'irritabilité musculaire était abolie, caractère propre aux paralysies chlorotiques ou anémiques (voir l'observation 17e) et qu ne s'observe jamais dans la paralysie hystérique. Remarquons en outre que le symptômes nerveux ont toujours suivi les fluctuations de l'état général, s'aggravant ou s'amendant suivant qu'il empirait ou s'améliorait.

nerveux fort complexe, principalement caractérisé par du délire, des accès fébriles à type intermittent, une céphalalgie vive, des attaques convulsives fréquentes, etc. On employa presque inutilement des révulsifs cutanés, des antispasmodiques, des calmans. Au bout de cinq mois, ces symptômes s'amendèrent un peu ; mais les vomissemens, les palpitations, les convulsions persistèrent, et la malade se décida à entrer à l'hôpital.

État de la malade dans nos salles. L'appétit est à peu près conservé, mais il y a des gastralgies violentes et des vomissemens après chaque repas ; constipation opiniâtre. — Rien du côté des organes respiratoires. Pouls petit, filiforme, très-dépressible ; bruits du cœur mous et sans impulsion ; souffle au premier temps vers la base ; souffle râpeux dans les carotides ; palpitations très-pénibles ; faiblesse générale ; leucorrhée ; règles irrégulières, sang mal coloré ; aucun symptôme appréciable d'une maladie utérine ; les jambes sont souvent infiltrées. Etat nerveux développé ; céphalalgie presque continuelle ; bourdonnemens d'oreilles ; vertiges ; fréquentes attaques convulsives présentant la forme hystérique, etc.

Traitement. Pilules de Vallet, magnésie calcinée ; potion de Rivière ; côtelettes.

24 septembre. Le même traitement avait été continué ; les vomissemens, après avoir persisté assez longtemps, avaient diminué, et enfin disparu au commencement de septembre. Les forces générales s'amélioraient, la malade prenait de l'embonpoint, et les attaques convulsives, moins violentes, étaient aussi beaucoup plus rares. Le 7 septembre, se manifestèrent les symptômes d'une amygdalite, avec embarras gastrique, qui nécessitèrent l'administration d'un émétique. Dès lors, les vomissemens quotidiens ont été réveillés et n'ont pu être arrêtés par aucun moyen. L'amaigrissement est aujourd'hui extrême, le souffle du cœur et des carotides est plus intense ; la faiblesse est considérable ; analgésie générale ; fourmillemens aux extrémités ; la malade accuse dans les pieds un sentiment de lourdeur.

7 octobre. Les vomissemens continuent ; souffle intense au cœur et aux carotides ; l'état général s'aggrave, l'amaigrissement fait des progrès ; les attaques convulsives deviennent plus fréquentes. Une paralysie presque complète s'est développée dans les membres inférieurs en remontant toujours des extrémités vers le centre, et a graduellement envahi les mains, les avant-bras et les bras, en respectant, toutefois, la vessie et le rectum ; d'ailleurs aucun symptôme local du côté de la moelle ou du cerveau. Les plus forts courans électriques ne déterminent aucune contraction dans les muscles des jambes et même des cuisses, à peine dans ceux des avant-bras.—Analgésie complète ; anesthésie incomplète.

5 novembre. A la suite d'une légère éruption varioliforme avec fièvre, les vomissemens ont diminué, la nourriture a été mieux supportée, l'appétit est revenu ; la physionomie est meilleure, l'embonpoint renaît.—On reprend le traitement ferrugineux, la magnésie, etc.

25 *novembre.* Les vomissemens ont disparu depuis près de quinze jours ; la malade a repris de l'embonpoint, les attaques d'hystérie ont disparu ; l'état général est aujourd'hui fort bon. L'analgésie est presque nulle, la marche est plus facile, les mouvemens des mains se rétablissent, l'électricité détermine maintenant des contractions marquées, et il est évident que la guérison est prochaine. Malheureusement, cette femme, profitant de ce changement dans sa situation, met le désordre dans les salles, et on est obligé de la renvoyer.

OBSERVATION X. Paraplégie incomplète liée à un état chloro-anémique chez une fille de seize ans, guérie par les ferrugineux. (Marcé, *Gaz. des hôpit.*, 1853, p. 279).

OBSERVATION XI. Amaurose chez une femme chlorotique rapidement guérie par les ferrugineux. (Blaud (de Beaucaire), *Bulletin de thérapeutique*, 1839, t. XVII, p. 345).

OBSERVATION XII. Amaurose chez une femme chlorotique ; traitement tonique et ferrugineux ; amélioration rapide de la chlorose et de l'amaurose ; onctions autour de l'œil avec l'huile strychninée ; guérison en moins d'un mois. (Fl. Cunier, *Bull. de thérap.*, 1840, t. XVIII, p. 97, obs. 11).

OBSERVATION XIII. Amaurose chez une jeune femme très-chlorotique ; traitement ferrugineux, frictions avec la teinture de noix vomique ; guérison.—Retour de l'amaurose pendant la parturition, avec des symptômes congestifs ; prompte guérison après l'emploi du calomel jusqu'à salivation, des sangsues et d'un vésicatoire à la nuque. (*Gaz. méd*, Paris, 1848, p. 599).

OBSERVATION XIV. Amaurose chez une femme chlorotique.— Guérison rapide par l'emploi des ferrugineux et de l'électricité. (Clinique de M. Sandras, 1852).

OBSERVATION XV. Aliénation mentale et accidens nerveux singuliers durant depuis cinq ans chez une fille chlorotique ; insuccès de la médication antispasmodique ; traitement tonique et ferrugineux.—Rapide guérison. (*Ann. méd. psychol.*, 1844, t. III, p. 149).

OBSERVATION XVI. Asthme nerveux chez une fille chlorotique ; traitement ferrugineux : guérison.

Résumé.—Fille, vingt-trois ans, ouvrière dans une filature de laine.— Tempérament lymphatique ; teint pâle et terreux. De tout temps, elle a été chétive, sujette aux palpitations, à des dépravations d'appétit, à de l'inappétence, à des douleurs d'estomac, etc. Rougeole dans l'enfance, pneumonie en 1850, fièvre typhoïde en mars 1853 ; convalescence lente, difficile et restée incomplète. — Réglée à dix-neuf ans, époques irrégulières, dysménorrhée, sang décoloré. — Hygiène constamment mauvaise ; fruits, légumes, presque jamais de viande ni de vin.

Depuis deux ans, elle se plaint d'une petite toux sèche et fréquente, provoquée par un chatouillement au-dessus du sternum, mais sans expectoration ni aucun symptôme plessimétique ou sthétoscopique. Pendant l'hiver dernier, la dyspepsie, les palpitations, la dysménorrhée prirent une nouvelle intensité. En janvier 1854, elle fut prise de toux plus fréquente, plus quinteuse, accompagnée d'enrouement et d'oppression, mais sans expectoration. La toux et l'enrouement disparurent, l'oppression seule persista, s'augmenta même et bientôt devint très-pénible. Peu de temps après, elle cessa de se faire sentir pendant le jour, mais revenait chaque nuit. La malade se couchait et dormait tranquillement pendant quelques heures ; mais alors elle était éveillée par une sensation de suffocation qui s'accroissait par degrés et arrivait à un paroxysme très-violent pour décroître ensuite d'une manière insensible. Le reste de la nuit était calme, et pendant le jour elle n'éprouvait rien ; toutefois, le moindre mouvement, un peu de fatigue réveillait la suffocation, et elle pouvait à peine travailler. Les accès de la nuit ne s'accompagnaient ni de fièvre, ni de toux, ni d'expectoration. Il n'y avait rien de régulier dans leur retour ; ils se faisaient sentir principalement tous les deux ou trois jours, et rien ne pouvait les calmer. Des sangsues, des vésicatoires, diverses potions antispasmodiques et calmantes restèrent inutiles.

Ces symptômes étaient encore dans toute leur violence quand je vis cette malade vers le milieu de juillet 1854. Je constatai, en outre, un souffle intense à la base du cœur et dans les carotides ; le pouls était petit et très-dépressible. Il n'y avait jamais eu d'attaques hystériques.

Traitement. 4 pilules ferrugineuses par jour ; magnésie calcinée après chaque repas ; matin et soir 1 gramme de valériane ; nourriture substantielle.

Pendant les quinze premiers jours de ce traitement, l'état de la malade ne fut pas sensiblement modifié. Mais bientôt l'appétit se ranima, les douleurs gastralgiques cessèrent, la digestion fut plus facile, les forces revinrent et les accès de suffocation nocturne devinrent à la fois moins violens et plus rares. Au commencement de septembre, ils ne revenaient plus que tous les huit ou dix jours. Un peu d'extrait de belladone fut ajouté aux autres moyens.

Octobre 1854. L'état général est excellent. la figure est colorée, de l'embonpoint se manifeste ; plus de souffle au cœur ni aux carotides ; la force est revenue ; la malade travaille sans peine ; depuis plus de vingt jours, il n'y a pas eu d'accès de suffocation, et cette fille prétend n'avoir jamais été aussi bien portante. Elle continue cependant son traitement.

29 janvier 1855. La santé de cette fille est aujourd'hui parfaite, et, depuis plus de trois mois, il n'y a pas eu un seul accès de suffocation. Embonpoint, teint coloré, plus de souffle carotidien.

B. Anémie. — L'anémie, dont je pense avoir suffisamment établi l'importance dans l'étiologie des maladies nerveuses, se trouve bien plus souvent que la chlorose signalée comme cause de ces affections, soit que, par la nature de ses symptômes, elle frappe davantage les observateurs, soit que les circonstances d'où elle tire souvent son origine (hémorrhagies) appellent plus aisément l'attention, soit, enfin, qu'elle détermine en réalité un plus grand nombre de névroses, ce que je suis loin de croire. Sydenham (1), Boerhaave (2), Sauvages (3), MM. Landouzy (4), Sandras (5), Pidoux et Trousseau (6), font jouer un rôle considérable aux saignées excessives, aux métrorrhagies, aux hémorrhagies en général, dans la production de l'*état nerveux* et de l'*hystérie*. Sydenham et M. Michea (7) attribuent également, dans beaucoup de cas, l'*hypochondrie* et la *mélancolie* à l'anémie, et d'un travail récent de M. Boureau (8), il résulte qu'elle est la source d'un certain nombre d'*aliénations mentales*. L'*épilepsie* est souvent rapportée à la même cause par Fr. Hoffmann (9), Boerhaave (10), Cullen (11), Tissot (12), Portal (13), Maisonneuve (14), et M. Delasiauve (15) ne paraît pas éloigné d'adopter cette opinion. Cependant, comme le fait remarquer ce dernier auteur, aucun fait positif ne vient à l'appui de ces assertions, mais je serais fort étonné qu'une opinion aussi formellement émise par les médecins éminens que je nomme n'eût aucun fondement effectif. Or, l'observation vingt-quatrième me semble propre à diminuer le doute

---

(1) *Loc. cit.*, p. 87.
(2) *Loc. cit.*, t. I, p. 156 et 157.
(3) *Loc. cit.*, t. IV, p. 139.
(4) *Traité de l'hystérie.* Paris, 1844 ; *Etiologie.*
(5) *Loc. cit.*, t. I, p. 174.
(6) *Traité de thérapeut.*, 1853, t. I. *Des toniques analeptiques.*
(7) *Traité de l'hypochondrie*, Paris, 1845.
(8) Mémoire sur les hallucinations, *Annal. méd. psychol.*, **1854, V. t. I**, p. 555.
(9) *Loc. cit.*, t. III, p. 12 et 13, § XIX.
(10) *Loc. cit.*, t. II, p. 806.
(11) *Loc. cit.*, t. II, p. 344.
(12) *Loc. cit.*, t. III, p. 120.
(13) *Traité de l'épilepsie*, Paris, 1827.
(14) *Thèse inaugurale sur l'épilepsie*, Paris, 1803.
(15) *Traité de l'épilepsie*, p. 233.

qui règne naturellement à ce sujet. M. Andral a admis une
chorée hémorrhagique, et il en cite un exemple (1); MM.
Barthez, Rilliet (2) et Sée (3) reconnaissent aussi parfois à
cette affection une nature anémique. La *paralysie* se trouve
vaguement signalée dans Boerhaave (4) comme une conséquence des grandes hémorrhagies ; mais jusqu'à ces dernières années aucun fait détaillé n'avait été consigné dans les
annales de la médecine. La première indication, sinon le
premier exemple, appartient, je crois, à M. Moutard-Martin (5), qui a publié un Mémoire sur plusieurs paraplégies
à la suite d'hémorrhagies utérines ou rectales. J'ai également observé des faits semblables, et je suis parvenu à en
réunir huit cas bien authentiques. Ces paralysies se rapportent aussi bien au mouvement qu'au sentiment ; mais je si-
gnalerai particulièrement l'*analgésie* comme un résultat très-
fréquent de grandes hémorrhagies (6). M. Delacour, dans sa
thèse (7), l'a également indiquée dans l'anémie spontanée
et en a rapporté un fort bel exemple que je reproduis
ici (8). Faut-il rappeler aussi ce profond affaiblissement de
la vue qui suit les pertes de sang considérables et n'est certainement qu'un premier degré de l'*amaurose* (9)? Enfin, la
plupart des médecins font mention, dans les mêmes circonstances, de *convulsions*, de *délire* (10), et de divers autres accidens nerveux. Je n'insisterai pas davantage sur ce point
de l'étiologie des névroses. Je ferai seulement remarquer
que l'anémie spontanée ne diffère pas dans ses effets de celle
qui suit les hémorrhagies.

---

(1) *Leçons de Pathologie interne*, Paris, 1836, t. III, p. 303.
(2) *Traité des maladies des enfans*, 1853, t. II, p. 587.
(3) *Loc. cit.*, p. 432.
(4) *Loc. cit.*, t. I, p. 161.
(5) *Union médicale*, 1852, p. 459.
(6) Observ. 22 et 23e.
(7) *De l'analgésie*, Paris, 1850.
(8) Observ. 21e.
(9) *Voir* l'Observ. 28e. M. Piogey a lu récemment à la Société médicale
d'observation, une observation d'amaurose évidemment liée à un état anémique
très-caractérisé.
(10) *Voir* l'Observ. 28e.

Observations de névroses anémiques.

OBSERVATION XVII. — Paraplégie à la suite d'hémorrhagies multiples chez une femme; traitement tonique et ferrugineux. Guérison.

Résumé. Une femme de vingt-trois ans, d'une constitution débile, d'un tempérament lymphatique, entre le 5 août 1852 dans le service de M. Sandras. L'histoire de cette malade est celle de la misère la plus complète; elle a d'ailleurs été sujette toute sa vie aux divers accidens qui caractérisent la chlorose, et, dans ces dernières années, à des hémorrhagies fréquentes et considérables par le nez, la bouche, l'anus et les organes génitaux; en outre, de nombreuses saignées lui ont été pratiquées. Quelques jours avant son entrée à l'hôpital elle fut prise d'une grave hématémèse et d'une épistaxis abondante: deux saignées furent encore pratiquées. L'une des plaies se rouvrit pendant la nuit, le sang coula en abondance et la vie fut mise en danger; c'est alors qu'on conduisit cette malade à Beaujon, où le premier soin dut être d'arrêter la saignée.

L'hémorrhagie nasale et buccale continuait; l'état général était fort grave. Des potions à l'extrait de ratanhia, jointes à une alimentation convenablement dirigée, arrêtèrent les hémorrhagies et rappelèrent cette femme à la vie. Mais quand on voulut la lever, on s'aperçut qu'elle avait perdu l'usage des membres inférieurs qui étaient complétement paralysés du sentiment et du mouvement. L'irritabilité musculaire était presque entièrement abolie. D'ailleurs, les fonctions du rectum, de l'anus et de la vessie restaient intactes, et il n'existait aucun symptôme du côté des centres nerveux. Elle était encore exsangue, la face pâle, le pouls petit; palpitations; souffle au cœur et aux carotides; inappétence, gastralgie, etc.

Traitement: Pilules ferrugineuses de Vallet; magnésie calcinée après les repas; nourriture substantielle (côtelettes).

L'état général ne tarda pas à s'améliorer, et les membres inférieurs reprirent insensiblement la faculté de se mouvoir. Au mois de janvier 1853, la malade commençait à marcher, lorsque survinrent d'abondantes hémorrhagies par le nez, la bouche et l'anus. Faiblesse extrême, anémie plus complète, etc., aggravation considérable de la paraplégie; marche impossible. Dès que les hémorrhagies eurent été arrêtées au moyen de l'extrait de ratanhia, la médication tonique fut reprise; l'amélioration fut, cette fois, plus rapide, et, au bout de six semaines, la guérison était presque complète. Nouvelles hémorrhagies, nouvelle aggravation de la paralysie qui ne tarde pas à s'amender dès que la malade cesse de perdre du sang. Enfin, au 5 avril, l'état général était excellent, il n'y avait plus eu d'hémorrhagies, le souffle du cœur et des carotides était presque nul, le teint s'était coloré; il ne restait de la paralysie qu'un peu de roideur et une démarche vacillante. En juin 1853, la guérison était complète sous tous les rapports, sans autre traitement que le traitement général.

OBSERVATION XVIII. — Paraplégie à la suite d'hémorrhagies utérines; anémie ; guérison. (Moutard-Martin, Mémoire cité ; *Union méd.*, 1852, p. 489).

OBSERVATION XIX. — Paraplégie à la suite d'une hémorrhagie puerpérale. (Service de M. Griselles à la Pitié. *Gaz. des hôpit.*, 1852, p. 429.)

OBSERVATION XX.—Hypochondrie et paralysie générale chez un jeune homme anémique ; traité et complétement guéri par un régime tonique, les ferrugineux et le quinquina. (*Ann. médic. psychol.*, 1843, t. II, p. 151.)

OBSERVATION XXI. — Analgésie générale chez un jeune homme de constitution athlétique devenu anémique à la suite de longues privations. (Delacour, *Thèse de Paris*, 1850, p. 19, 2e obs.)

OBSERVATION XXII.—Analgésie générale à la suite d'une hémorrhagie considérable.

Un homme de vingt-huit ans, après avoir été amputé de la cuisse dans le service de M. Robert, à Beaujon, avait donné à tous les pansemens les signes d'une grande sensibilité au moindre attouchement pratiqué sur le moignon. Quelques jours après l'opération, la ligature de l'artère principale étant tombée avant l'oblitération du vaisseau, une hémorrhagie presque foudroyante eut lieu. Lorsqu'on put s'en rendre maître, le malade était exsangue. Il fallut pratiquer la cautérisation au fer rouge : or, il n'éprouva aucune douleur ni de cette opération ni pendant la recherche du vaisseau. On pouvait lui traverser la peau avec des épingles et le pincer sans déterminer de sensations désagréables.

OBSERVATION XXIII. — Analgésie a la suite d'hémorrhagies abondantes.

Une femme de quarante-cinq ans entra dans le service de M. Robert pour un polype de l'utérus qui occasionnait chaque jour des pertes de sang considérables. Elle était exsangue ; toute la peau était analgésique. Trois jours après son entrée, le polype sphacélé fut expulsé ; les hémorrhagies cessèrent. L'anémie s'amenda, puis disparut. L'analgésie s'amenda également et disparut avec elle.

OBSERVATION XXIV. — Epilepsie développée pendant une saignée chez un ecclésiastique sujet à des hémorrhagies incoercibles et qui resta épileptique (Docteur Graves, *London, Medic. Gaz. — Gaz. des hôpit.*, Paris, 1848, p. 20.)

OBSERVATION XXV. — Chorée, suite d'hémorrhagie nasale. (Andral, *Leçons de pathologie*, Paris, 1836, p. 303, t. III.)

OBSERVATION XXVI. — Folie à la suite de métrorrhagies abondantes; les pertes ne se reproduisant plus, guérison au bout de trois mois.

(C. Bouchet et Germain : Etudes pour servir à l'influence de la folie sur les fonctions et les maladies du corps humain et réciproquement. *Annal. méd. psychol.*, 1844, t. IV, p. 337, *obs.* 8ᵉ.)

OBSERVATION XXVII. — Délire et hallucinations de l'ouïe chez une fille de vingt-deux ans chloro-anémique. Traitement tonique et ferrugineux : guérison de la chloro-anémie, guérison des troubles intellectuels. (Boureau, Mém. cité, *Annal. médic., psychol.*, 1854, t. VI, p. 566, *Obs.* 9.)

OBSERVATION XXVIII. — Délire léger et hallucinations à la suite d'une épistaxis grave.

X..., concierge du parc Monceau, âgé de cinquante-huit ans, d'une grande stature, vigoureusement musclé, est pris, le 20 juin 1852, d'une hémorrhagie nasale très-abondante qui, pendant plus de quarante heures, se renouvelle fréquemment et ne peut être arrêtée que par le tamponnement des fosses nasales antérieures et postérieures. X... reste exsangue ; le moindre mouvement provoque des syncopes, pâleur extrême, souffle au cœur et aux carotides. Au bout de vingt-quatre heures, quelques signes de délire se manifestent : le malade, ancien cocher de la cour, parle au roi qu'il croit voir, donne des ordres pour ses chevaux ; plusieurs fois il a prié sa femme d'éteindre toutes les lumières allumées ; or, sa chambre était exactement fermée et obscure ; plus tard il a demandé pourquoi on avait tapissé sa chambre de fleurs et de branches d'arbres, etc..... Cependant, quand on lui affirme qu'il n'existe rien de tout cela, il le croit et témoigne quelque crainte de cet état. D'ailleurs, pas de tremblemens des membres ni des lèvres ; pas de cris ni de colère. Il reconnaît bien les personnes qui lui parlent et leur répond exactement ; mais si on l'abandonne à lui-même, les hallucinations et le délire se reproduisent aussitôt. En même temps il se plaint de fourmillemens pénibles aux pieds et aux mains et de crampes dans les mollets ; la vue s'est considérablement affaiblie et tous les objets lui semblent enveloppés d'un brouillard ; les pupilles sont très-larges et peu mobiles à la lumière. Insomnie.

Bouillon, vin de Bordeaux ; potion avec quarante-cinq grammes de sirop de morphine.

Les hallucinations et les autres accidens ont persisté pendant deux jours et ont disparu dès qu'il est survenu du sommeil. Les bouillons, puis des potages et le vin de Bordeaux ont été fort bien tolérés. — L'alimentation est rendue de plus en plus fortifiante, des ferrugineux sont administrés, et bientôt le malade est en pleine convalescence. Mais il reste un affaiblissement très-marqué de la vue qui, depuis, a persisté (octobre 1854).

· 2º *Epuisement.*

On rencontre tous les jours des individus qui, sans présenter les phénomènes caractéristiques de la chlorose ou de l'anémie, dépérissent cependant, sont maigres, débilités, mal colorés ; chez qui la circulation est faible, le pouls petit, les veines cutanées à peine dessinées par des lignes bleues fili-formes ; à peau sèche, à extrémités habituellement froides et dont les gens du monde expriment fort bien la position en disant qu'ils sont *épuisés*. C'est quelque chose de très-com-mun, surtout dans les grands centres de population, dont il faut chercher l'origine dans une multitude de circonstances capables d'influer par leur nature sur le pronostic de cet état et sur les indications de son traitement. On peut diviser ces diverses circonstances en deux ordres, suivant qu'elles agis-sent directement sur le physique ou immédiatement en por-tant d'abord leur action sur le moral.

A. Les premières, ou *causes physiques*, sont : les excès de travail physique, le manque de sommeil, une nourriture in-suffisante (1), les sueurs excessives (2), l'allaitement prolon-gé (3), la spermatorrhée (4), l'abus des plaisirs vénériens (5), l'onanisme (6), les grandes suppurations (7), etc... toutes conditions essentiellement propres à amener une détériora-tion graduelle de l'organisme et cette susceptibilité nerveuse qu'entraîne la faiblesse et à laquelle, d'ailleurs, prédisposent quelques-unes de ces causes, les excès vénériens ou l'ona-nisme, par exemple. Rapprochons aussi de ces circonstances l'épuisement des vieillards, chez lesquels on observe fré-quemment des paralysies essentielles de la vessie, des trem-blemens des membres et cette forme d'aliénation mentale connue sous le nom de démence sénile.

---

(1) Fr. Hoffmann, *loc. cit.*, p. 12 et 13, § 19. — Tissot, t. III, p. 39. — Mi-chea, *loc. cit.*, p. 406.

(2) Tissot, t. III, p. 76.

(3) Tissot apprécie très-bien les effets d'une lactation mal dirigée et les ré-sultats d'une nourriture insuffisante chez les nourrices, t. 3, p. 146, et signale comme cause d'affections nerveuses les cas de galactirrhée que Boerhaave ap-pelle diabète mammaire et dont l'Observation VI nous offre un exemple.

(4) Lallemand (*des Pertes séminales ;* Paris, 1836) attribue à cette cause la paralysie, p. 58, t. III ; l'amaurose, p. 18 ; l'hypocondrie et la mélancolie, p. 137 ; l'aliénation, p. 182.

(5) Tous les auteurs, en en particulier M. Deslandes (*Traité de l'Onanisme et des abus vénériens;* Paris, 1835).

(6) Lallemand, Deslandes, Tissot (*Traité de l'Onanisme*).

(7) Observat. XXXIX.

Inutile d'ajouter que ces diverses influences ont été signalées avec des appréciations variables par les médecins de tous les temps qui ont fait jouer et qui font encore jouer un si grand rôle à la faiblesse dans la production des maladies nerveuses. Toutefois, les observations écrites manquent souvent à l'appui des assertions des auteurs, et j'ai eu quelque peine à réunir un certain nombre de faits confirmatifs. Il serait nécessaire, je le sens, d'appuyer spécialement sur chacune des causes de faiblesse que j'ai énumérées, pour en démontrer l'action; mais, je le répète, des détails plus longs seraient déplacés dans un travail d'aussi minimes proportions, où je cherche seulement à fixer l'attention sur des faits trop oubliés.

Cependant, il est une de ces causes si commune et en même temps si souvent méconnue, qu'il m'est impossible de ne pas m'y arrêter ; c'est l'insuffisance de la nourriture dans les rangs élevés de la société comme dans les classes pauvres. Chez ces dernières la misère, chez les autres le bon ton ou des préoccupations encore plus futiles produisent des effets identiques. Je ne saurais trop signaler la déplorable habitude de poser à l'appétit des limites de convention, et surtout de choisir parmi les mets ceux qui, flattant mieux le goût ou mieux en rapport avec la prétendue délicatesse de constitutions artificielles, contiennent les élémens nutritifs en trop faible quantité. Je ne crains pas de l'affirmer, là se trouve l'origine de tant d'aptitudes névropathiques si facilement mises en jeu plus tard sous l'influence des passions et des rapports sociaux. De là tant de mélancolies, d'hypocondries, de vapeurs, de bizarreries de caractère, d'aliénations mentales que chaque jour on voit naître à l'occasion de causes dont l'action serait nulle sans la prédisposition que j'indique.

B. Les *causes morales d'épuisement* se rapportent aux excès de travail intellectuel, aux contentions d'esprit, aux chagrins et aux passions.

Ces influences, outre l'action perturbatrice qu'elles exercent sur le système nerveux, déterminent, lorsqu'elles agissent pendant longtemps sur le même individu, une modification physique plus ou moins appréciable. L'ambition, la haine, l'amour, la jalousie, l'envie, les chagrins, les grandes contentions d'esprit, etc., absorbent pour ainsi dire les préoccupations instinctives. Le sommeil s'enfuit, l'appétit se perd ou n'est qu'incomplétement satisfait, et, aux apparences de la santé, succède un dépérissement progressif, souvent même la chlorose ou l'anémie. De là deux chefs d'indications : 1° Soustraire l'âme à ces causes ; 2° réparer leurs effets physiques. L'observation trente-sixième me parait bonne à donner une idée de ce mode de production des névroses et de la thérapeutique convenable en pareil cas.

Observations de névroses par épuisement.

OBSERVATION XXIX. — Pollutions diurnes , symptômes nerveux graves, d'apparence hystérique ; hypochondrie ; cautérisation de la portion prostatique de l'urètre ; guérison prompte de la spermatorrhée et des accidens nerveux. (Lallemand, *des Pertes séminales involontaires* ; Paris, 1836 ; obs. XVII, t. I, p. 124.)

OBSERVATION XXX. — Constipation, fissure à l'anus, pertes séminales pendant la défécation ; profonde hypochondrie, melancolie, penchant au meurtre et au suicide ; diarrhée, guérison spontanée de la fissure et des pertes séminales ; guérison consécutive des accidens nerveux. (Lallemand, *loc cit.*; obs. XLIII, t. I. p. 250)

OBSERVATION XXXI. — Onanisme, pollutions diurnes, épuisement, impuissance, hypochondrie, mélancolie, manie, penchant au suicide. — Cautérisation de l'urètre. — Guérison rapide des pollutions, de l'épuisement, de l'impuissance et des symptômes nerveux. (Lallemand, *loc. cit.;* obs. LIX, t. I, p. 357.)

OBSERVATION XXXII. — Hypochondrie, aphonie, divers autres symptômes nerveux déterminés par des pertes séminales paraissant liées à l'existence d'un rétrécissement organique de l'urètre. — Guérison du rétrécissement, et consécutivement des pertes séminales, puis des phénomènes nerveux. (*Annales médico-psycologiques*, 1843 ; t. II, p. 324.)

OBSERVATION XXXIII. — Pollutions nocturnes abondantes, épuisement, mélancolie, pensées de suicide. — Noix vomique et cantharides. guérison des pertes séminales, embonpoint, vigueur, guérison de l'état moral. (*Annal. méd.-psych.*, 1845 ; t. V, p. 465.)

OBSERVATION XXXIV. — Démence survenant chez une femme chaque fois qu'elle avait nourri quelque temps. (Tissot, t. III, p. 151.)

OBSERVATION XXXV. — Epuisement physique, amaigrissement extrême chez une jeune fille de neuf ans : manie homicide, besoin de voler, de détruire et de boire du sang ; caractère intraitable ; prédisposition héréditaire.—Huile de foie de morue, bonne nourriture, gymnastique : Embonpoint, teint rosé, modification totale du caractère ; disparition des tendances homicides. (Boureau, mém. cité, *Annales méd.-psych.*, 1854 ; t. VI, p. 571, obs. XV.)

OBSERVATION XXXVI. — Lypémanie chez un homme de trente-trois ans soumis à diverses influences morales ; affaiblissement général.— Traitement tonique, voyage, gymnastique ; guérison.

Résumé. — Étant interne, je fus chargé d'accompagner en voyage un négociant âgé de trente-trois ans, atteint d'une lypémanie des plus prononcées, et dont l'état avait été jugé très-grave par plusieurs aliénistes. Il avait toujours joui d'une excellente santé. Marié depuis trois ans, à l'insouciance du jeune homme avaient succédé les inquiétudes du chef de maison, à une existence variée de mille manières, une vie monotone, au luxe l'économie sévère. Survint alors un vague sentiment d'ennui et de tristesse dont il ne pouvait se rendre compte ; l'humeur était plus sombre, les préoccupations sérieuses plus vives, et bientôt le teint perdit de sa fraîcheur, l'embonpoint diminua. M. X... avait conçu des projets assez vastes et travaillait à assurer leur succès : après bien des inquiétudes, il était sur le point de réussir lorsqu'un événement inattendu renversa toutes ses spéculations. Ce fut pour lui un coup violent ; l'impression morale persista, il fut pris d'un chagrin profond, perdit rapidement l'appétit et le sommeil, passait les nuits dans l'agitation, pensant toujours à son malheur. Bientôt, mélancolie extrême, horreur de la société, éloignement pour son commerce, pour sa femme et sa jeune fille, besoin continuel de marcher, promenades solitaires, silence obstiné, pensées de suicide, etc. Amaigrissement, décoloration de la peau et des muqueuses ; affaiblissement général ; tremblement des lèvres et des mains, etc. Après plusieurs traitemens infructueux, traitement tonique. Amélioration considérable ; retour de l'embonpoint. — Voyage, gymnastique : guérison complète.

OBSERVATION XXXVII. — Epilepsie produite chez dix-huit marins de la corvette *la Légère*, qui, échoués sur un rocher, supportèrent pendant sept jours les souffrances de la faim, de la soif et du froid. (Maisonneuve, observation citée sous le titre d'*Epilepsie gastrique*. — Loc. cit.)

OBSERVATION XXXVIII. — Hémiplégie gauche, datant de treize mois, chez une jeune fille épuisée par les plus grandes privations ; guérie en deux mois par un traitement tonique et stimulant, puis par la strychnine. (*Gazette méd.*; Paris, 1845, p. 281.)

OBSERVATION XXXIX. — Paralysie, chez une femme, à la suite d'une longue et abondante suppuration. Traitement tonique et électricité.— Guérison.

Résumé. — X...., âgée de trente ans, entre, le 25 mai 1851, à l'hôpital Beaujon, service de M. Sandras. Toute sa vie elle a été sujette à
des accidens chloro-anémiques et a éprouvé, depuis deux ans, les
symptômes d'une affection de matrice pour laquelle elle entra dans le
service de M. Huguier, où elle a été guérie par des cautérisations du
col utérin. En avril 1850, une éruption cutanée la ramena dans le
même service, où, après un long séjour, elle fut atteinte de pourri-
ture d'hôpital, qui régnait alors dans les salles. La maladie nouvelle
détermina une suppuration très abondante et un affaiblissement considérable. La guérison survint néanmoins au bout de deux mois, et, le
4 avril 1851, elle put retourner chez elle, malgré la faiblesse qui ren-
dait la marche très-fatigante. Mais, huit jours après, des fourmillemens aux extrémités des doigts et des orteils annoncèrent le début
d'une paralysie qui gagna peu à peu les parties supérieures des membres, rendant la marche impossible, et altérant les fonctions des doigts
et des mains. Les accidens s'augmentant, X... fut reçue dans le service de M. Sandras. Outre la paralysie incomplète des quatre membres, on put constater l'absence de tout symptôme du côté des centres
nerveux, l'intégrité des fonctions de la vessie et l'existence d'une
chloro-anémie très-marquée.

Traitement. — Pilules ferrugineuses, bains alcalins, électricité. —
L'amélioration fut rapide, et, le 3 juillet, la malade quitta l'hôpital entièrement guérie. Pendant près de deux ans, j'ai fréquemment revu
cette femme ; la guérison s'était maintenue.

OBSERVATION XL.—Paralysie généralisée chez un homme adonné à
tous les genres d'excès et épuisé par une mauvaise hygiène.—Traitement tonique, noix vomique; guérison complète.

Résumé.—X..., quarante-deux ans, scieur de long, bien constitué et
d'une complexion vigoureuse, avait eu, treize ans avant la maladie
actuelle, une affection d'apparence paralytique survenue à la suite
d'un refroidissement, le corps étant en sueur, et guérie en quinze jours.
Toute sa vie il avait été soumis à d'assez bonnes conditions hygiéniques et généralement bien portant. Mais depuis trois ans il s'adonnait
à l'ivrognerie, aux plus grands excès vénériens, et en même temps
négligeait sa nourriture, mangeait à peine, car il était presque toujours ivre. Au milieu de ces conditions survinrent un affaiblissement
graduel et de l'amaigrissement. Six mois environ avant son entrée à
l'hôpital, il se manifesta de la diplopie d'un seul œil et une paralysie
de l'élévateur de la paupière supérieure. Bientôt des accidens paralytiques survinrent dans les mains, puis dans les pieds et les jambes. La
paralysie développée ainsi du côté des extrémités remonta vers les parties supérieures, envahissant successivement les cuisses, les avant-
bras, les bras, puis les muscles du tronc, du col, de la face, des lèvres,
de la langue, les muscles masticateurs et même ceux du pharynx et de
l'œsophage. Cependant, la défécation et l'émission des urines ne fu-

rent jamais altérées. Quand le malade entra à l'hôpital (6 août 1852),
la paralysie était générale et presque complète. Il fut d'abord soumis à
des applications réitérées de ventouses scarifiées le long de la colonne
vertébrale, mais sans aucun succès; puis enfin à une médication re-
constituante et à un régime fortifiant (14 novembre 1852). Dès lors,
l'affection, toujours aggravée jusqu'à ce moment, s'arrêta, rétrograda
lentement, et guérit complétement après l'emploi de la noix vomique.
Il quitta l'hôpital en décembre 1853; la guérison s'est maintenue (octobre 1854).

3o *Cachexies.*

Cet ordre de causes des maladies nerveuses se trouve très-
fréquemment indiqué par les auteurs anciens, et, à leur imitation, par quelques auteurs modernes. Je ne doute pas de son
influence, car tout ce qui peut jeter l'organisme dans un état
d'affaiblissement passager ou permanent me paraît de nature
à donner naissance aux névroses; cependant, je ne m'arrêterai pas sur cette partie de l'étiologie, parce que, d'une part,
une foule de cachexies se rapportent aux divers états diathésiques dont il a été ou dont il sera question; d'autre part, je
n'ai pu recueillir aucun exemple averé de névrose attribuable
aux cachexies cancéreuse, tuberculeuse, etc. Peut-être, néanmoins, la paralysie de l'observation cent-cinquième semblera-
t-elle un effet de la cachexie tuberculeuse.

4o *Maladies aiguës et chroniques.*

Dans une autre partie de cette thèse il sera spécialement
question des névroses sympathiques d'affections étrangères
au système nerveux; mais ici j'ai en vue celles de ces maladies
qui se développent sous l'influence des mêmes états pathologiques sans qu'il soit possible de les considérer comme des
sympathies morbides. Les rapports qu'elles ont avec ces circonstances pathogéniques sont analogues à ceux que j'ai signalés entre elles et la chlorose ou l'anémie. Ces diverses
causes, en effet, me paraissent toutes agir en jetant l'organisme dans la débilitation, et la plupart des auteurs qui les
ont signalées ont noté dans ces cas les bons résultats d'une
médication tonique ou simplement analeptique. Les détails
qui vont suivre serviront d'ailleurs de développement à ma
pensée.

D'une manière générale, Tissot a fort nettement indiqué les
maladies chroniques aiguës comme causes d'affections ner-

veuses, mais sans données bien précises, quoiqu'il paraisse
avoir observé les faits propres à étayer ses assertions. Avant
et après lui, aucun auteur n'a considéré ce point de l'étiologie dans l'ensemble des névroses, et, ici encore, il est nécessaire de fouiller les annales de la science, d'exhumer et de
rapprocher les faits et les travaux épars ensevelis dans l'ou-
bli. Or, il faut l'avouer, ces faits et ces travaux sont rares et se
rapportent à un très-petit nombre de maladies nerveuses ;
aussi, comme dans le reste de ce travail, ai-je seulement le
dessein d'appeler l'attention sur cet ordre de causes et non la
prétention de présenter le dernier mot de la médecine. Les
documens que je suis parvenu à réunir sont relatifs aux effets
des fièvres intermittentes, des fièvres graves continues, des
grandes maladies épidémiques (choléra, suette, dysenterie, etc.), de la dyspepsie et de l'albuminurie.

A *Fièvres intermittentes.* — Sydenham (1) est peut-être le
premier qui ait mentionné l'influence des fièvres intermit-
tes sur la production de la *folie ;* mais après lui ses observations ont été assez souvent renouvelées : Boerhaave (2), Jos.
Frank (3), J.-P. Frank (4), Th. Sébastian (5), Esquirol (6),
M. Nepple (7), M. Baillarger (8), signalent tous des faits analogues, et, chose remarquable, tous paraissent d'accord sur le
rôle de ces affections, parfaitement analysé par M. Baillarger :
« Ainsi, dit cet auteur en concluant, les fièvres intermittentes prédisposent à la folie de deux manières : d'abord en
agissant comme toutes les affections nerveuses, mais bien
plus encore peut-être en produisant l'anémie et la prédominance du système nerveux. C'est pourquoi dans les cas de ce
genre Sydenham recommande avant tout les toniques » (*loc.*

---

(1) Observ. méd., sect. I, cap. V.
(3) Loc. cit.
(3) Encyclop. des scienc. médic., Pathol. méd., t. III, p. 177.
(4) Traité de méd. pratiq. ; 1838, t. II, p. 607.
(5) Mémoire sur la mélancolie et la manie, suite de fièvres intermittentes,
traduction et analyse de M. Lunier, Annal. médic.-psychol., 1844, t. II
p. 211.
(6) Traité des maladies mentales ; Paris, 1834, t. II, p. 143.
(7) Traité des fièvres intermittentes.
(8) Note sur la folie à la suite des fièvres intermittentes, Annal. médico-
psychol., 1843, t. II, p. 372.

cit., p. 377). J'ajouterai que Boerhaave et T. Sébastian établissent de leur côté les mêmes indications. Ces sortes de folies se développent à la suite des longues fièvres intermittentes, et ont été fort bien distinguées des fièvres larvées par les auteurs que j'ai cités ; elles ne sont pas comme ces dernières un effet spécifique de l'infection paludéenne, mais dépendent de l'état cachectique qu'elle finit par déterminer.

La paralysie peut se montrer dans des conditions identiques, comm l'attestent les observations contenues dans une bonne thèse soutenue par M. Ouradou (1) devant la Faculté, de Paris. Divers auteurs anciens avaient également assigné une origine analogue à certaines *épilepsies*, et M. Baillarger dit en avoir vu plusieurs cas développés à la suite de fièvres intermittentes (2). M. Delasiauve, qui rappelle ces faits, leur attribue une signification différente, considérant cette épilepsie comme une manifestation de l'infection miasmatique. Nous verrons, en effet, plus loin qu'il en est quelquefois ainsi.

B. *Les fièvres graves continues* sont parfois suivies, comme les fièvres intermittentes, de diverses formes de névroses. Fr. Hoffmann a nettement indiqué la *paralysie* dans ces circonstances : « Post febres acutas male solutas, nec non inter- » mittentes, si quis malo victu utatur, animique indulgeat » pathematibus (3). » Sauvages (4), Bosquillon (5), et de nos jours le professeur Graves (de Dublin) (6), auquel j'emprunte l'observation cinquante-sixième, ont constaté des faits de ce genre à la suite de dysenteries ou d'entérites graves Il rapporte un cas de paraplégie après une fièvre typhoïde, et l'observation cinquante-cinquième me paraît un

---

(1) Sur la Paralysie, suite de fièvre intermittente, Paris, 1852. L'auteur insiste pour démontrer qu'il ne s'agit pas d'un effet immédiat du principe miasmatique, mais que ces paralysies résultent d'une véritable cachexie et demandent les toniques.

(2) Annal. médic. psychol., 1843, t. II, p. 380 ; Mémoire cité.

(3) Loc. cit., p. 197.

(4) Loc., cit., p. 311-312.

(5) Annotat. à la traduction de Cullen, t. II, p. 228.

(6) De la paraplégie indépendante d'une lésion primitive de la moelle ; Arch. génér. de méd., t. XI, 1836, p. 200 et suiv.

exemple analogue, malgré l'explication différente qu'en a donnée M. Moutard-Martin.

Il est peu de praticiens qui n'aient pas eu l'occasion de rencontrer un trouble parfois fort sérieux des facultés intellectuelles chez les malades convalescens d'une fièvre typhoïde. Il est certain que beaucoup de *folies* transitoires ou même de très-longue durée ont cette origine. Ces faits vaguement entrevus par beaucoup d'auteurs, et par Esquirol (1) en particulier, ont été l'objet de quelques recherches plus récentes, parmi lesquelles je citerai un mémoire de M. Max Simon (2) et une note de M. Sauvet (3) où se trouvent des observations confirmatives.

C. *Les grandes maladies épidémiques.* — Malgré le petit nombre de documens qui existent sur ce point de l'étiologie des névroses, je crois devoir le recommander à l'attention des médecins. Les individus qui échappent aux graves atteintes des affections épidémiques, de la suette et du choléra par exemple, lorsqu'ils ne sont pas soumis à une hygiène convenable, restent débilités souvent pendant de longues années et sujets à une multitude d'accidens nerveux. En 1849, dans un village des environs de Compiègne où la suette avait sévi avec intensité, les convalescens étaient tenus à une diète sévère, que semblaient autoriser des symptômes gastriques fort pénibles. J'eus l'occasion d'observer les formes les plus variées de l'*état nerveux* chez ces natures de paysans dont le système nerveux est, en général, si peu susceptible. Une bonne nourriture et l'usage d'une eau ferrugineuse naturelle de la contrée suffit, chez la plupart, pour amener la disparition de tous ces phénomènes. L'observation cinquante-septième tend à prouver que la suette peut aussi devenir cause de *paralysie.*

Le choléra donne peut-être lieu à un plus grand nombre de maladies nerveuses. Pendant l'épidémie de 1849, un

---

(1) *Loc. cit.*, t. II, p. 143.

(2) Mémoire sur la folie consécutive à la fièvre typhoïde ; *Journal des connaiss. médic.-chir.*, 1844.

(3) Remarques sur le délire consécutif aux fièvres typhoïdes ; *Annal. médic. psychol.*, t. VI, p. 223.

homme entra fort gravement atteint dans le service de M. Piédagnel, à la Pitié ; il guérit ; mais pendant la convalescence, se manifesta une *paralysie* qui ne tarda pas à envahir les quatre membres, sans aucun symptôme du côté des centres nerveux. La défécation et l'émission des urines restèrent intactes ; les muscles furent frappés d'atrophie. Il fut traité plus tard dans le service de M. Sandras, mais sans aucun succès, et dut solliciter son admission à Bicêtre. Dès lors je l'ai perdu de vue. Je vois fréquemment un homme de cinquante-cinq ans qui, depuis une atteinte de choléra, a toujours conservé, outre une disposition névropathique générale, un frémissement fibrillaire très-appréciable dans les muscles des jambes M. Delasiauve a vu plusieurs cas d'*aliénation mentale* à la suite du choléra (1) ; et dans son *Traité de l'épilepsie*, il rappelle que Pariset à Barcelone et Robert à Marseille ont observé des cas d'*épilepsie* après les fièvres pestilentielles ; lui-même a raconté un fait semblable chez un individu guéri du choléra (2).

D. *Affections chroniques*. — Outre les affections aiguës, les affections chroniques peuvent aussi placer l'économie dans des conditions favorables au développement des névroses.

C'est ici le lieu de parler des opinions de M. Beau sur la *dyspepsie*. M. Beau fait à peu près jouer à la dyspepsie le rôle que Broussais attribuait à l'irritation gastrique ; les faits sont les mêmes, l'interprétation seule diffère. Ce que M. Beau appelle dyspepsie, Broussais l'appelait gastrite ; les troubles éloignés que Broussais rapportait à la sympathie, M. Beau les rattache au désordre de la nutrition. Mais, pour tous deux, l'affection gastrique est la source commune d'où naissent les mille formes variées des névroses et même les altérations organiques des divers tissus de l'économie ; c'est le centre pathogénique dont il faut, avant tout, annuler l'influence. Or, ici s'élève la question thérapeutique, et dès lors Broussais et M. Beau sont séparés par l'incommensurable distance qui sépare la gastrite chronique de la dyspepsie, et, pourrais-je dire, qui sépare le faux du vrai.

---

(1) Leçons faites à Bicêtre ; *Gazette des hôpitaux*, 1853, p. 397-98.
(2) *Ibid.*, p. 242.

Quoi qu'il en soit des appréciations poitées par ces deux pathologistes, il est manifeste qu'elles reposent au moins sur des faits bien observés. Dyspepsie ou gastrite chronique, on ne peut mettre en doute l'influence de certains états de l'estomac sur la production des névroses : aujourd'hui que la doctrine de Broussais, réduite à ses applications légitimes, a cessé d'exercer sur la médecine cet empire exclusif qu'elle avait usurpé, l'idée de dyspepsie l'emporte, et, je dois le dire, tout concourt à lui assigner une place importante dans l'étiologie des névroses ; mais en reconnaissant l'existence des idées de M. Beau, on doit se garder d'accorder à la dyspepsie cette prédominance absolue contre laquelle s'élève l'observation, et dont l'habile médecin de l'hôpital Cochin répudie lui-même la pensée. Si beaucoup de névroses naissent de cette affection, certes un bien plus grand nombre encore ont une autre origine.

Nous verrons bientôt que, conformément aux principes de la médecine physiologique, certaines maladies nerveuses sont le retentissement sympathique de divers états morbides de l'estomac. Mais ce n'est pas ainsi que s'exerce l'influence de la dyspepsie. D'après M. Beau, parmi les conséquences les plus prochaines de ce trouble fonctionnel, il faut placer en première ligne la chlorose, l'anémie et l'hydroémie. Aussi, la prédisposition névropathique qui résulte de ces maladies est-elle considérée par lui comme l'une des manifestations secondaires de la dyspepsie. En un mot, pour l'auteur dont j'analyse ici les opinions, la filiation pathogénique constante est celle-ci : dyspepsie, chlorose ou anémie, névroses ; le traitement doit être anti-dyspepsique.

Rien de moins contestable dans un grand nombre de cas, mais fort souvent aussi les termes de cette formule s'intervertissent de la manière suivante : chlorose ou anémie, dyspepsie et névroses ; traitement anti-chlorotique. Et, pour ma part, je conçois telle circonstance ou l'on pourrait écrire : névrose, dyspepsie, chlorose ou anémie, etc. (1). Or, c'est dans ces cas complexes qu'il faut au praticien un sens médical

___

(1) Tel est le cas, par exemple, de certaines hypochondries sympathiques. L'état moral ne tarde pas à engendrer la dyspepsie et toutes ses conséquences.

bien exercé pour faire luire quelque lumière dans ce chaos pathologique. Là se trouve le nœud de cette trame inextrica ble qui semble envelopper beaucoup de maladies nerveuses, et dont il faut démêler les fils avec patience, car nous serions impuissans à le trancher.

M. Beau, outre les symptômes primitifs de l'affection gastrique, admet au rang de ses conséquences la paralysie, l'analségie, l'anesthésie, la paralysie des sens ou leurs hallucinations, les névralgies, les convulsions diverses, l'hystérie, l'hypochondrie, l'aliénation mentale (1). J'ajouterai immédiatement que l'on trouve dans les auteurs anciens et modernes des documens propres à confirmer les assertions de M. Beau. On consultera surtout avec intérêt le remarquable chapitre sur la dyspepsie de Cullen (2), et les annotations de son traducteur Bosquillon. Pour ma part, en rappelant les restrictions que j'ai faites, je puis dire que des faits nombreux me portent à partager les idées de M. Beau.

Albuminurie. — L'albuminurie ne pourrait trouver place ici s'il fallait y voir toujours un résultat d'une affection organique des reins. Partant, en effet, de cette appréciation, tous les auteurs qui ont parlé des accidens nerveux dont elle s'accompagne ont considéré ces complications comme sympathiques de l'altération viscérale. Cette opinion peut exprimer la vérité dans un grand nombre de cas, mais je doute qu'elle la représente toujours. L'albuminurie de la grossesse, par exemple, qui cesse d'ordinaire après l'accouchement, ne paraît pas dériver d'une lésion anatomique des reins, malgré quelques autopsies contradictoires, et, d'autre part, ce trouble sécrétoire se rattache d'une manière à peu près constante à une diminution considérable de la quantité d'albumine contenue dans le sang, circonstance qui semble dominer la production de l'albuminurie, et rapprocher cette affection des états diathésiques que je viens de passer en revue.

M. Thomas Addisson (3) a désigné comme conséquence

---

(1) *Moniteur des Hôpitaux*, 1853, numéros 74, 81, 83, etc. ; *Leçons sur la dyspepsie*, recueillies par M. Thibierge.
(2) *Loc. cit.*, t. II, p. 263.
(3) Des affections cérébrales qui dépendent d'une maladie des reins; *in Guy's Hospital Reports*, analyse dans la *Gazette médicale; Paris, 1839, p. 364.*

assez commune de la maladie de Bright certains accidens aigus, et, le plus souvent, mortels, caractérisés tantôt par de la *stupeur* ou par un *coma apoplectique*, d'autres fois par des *convulsions*. Les mêmes observations ont été faites par le docteur Bright (1) qui, en outre, a vu dans six cas survenir des *crampes* et l'*épilepsie*. M. Cazeaux, comme on le sait, a constaté la présence de l'albumine dans les urines de toutes les femmes enceintes éclamptiques chez lesquelles il l'a recherchée, et ce fait est aujourd'hui parfaitement confirmé. Dans un mémoire, lu devant la Société médicale des hôpitaux de Paris, M. Cahen a récemment établi qu'il existe un rapport de cause à effet entre l'albuminurie et certaines *éclampsies* du jeune âge (2); enfin, M. Landouzy (3) a cherché à prouver que l'*amaurose* se rattache souvent à la même affection.

Ces quelques données, les seules que j'aie pu découvrir, me paraissent de nature à susciter de nouvelles investigations sur ce point.

Observations de névroses consécutives à diverses maladies aiguës et chroniques.

OBSERVATION XLI. — Délire maniaque sans fièvre pendant la convalescence d'une fièvre typhoïde avec escharres, gangrène, hémorrhagies intestinales, etc. Régime analeptique, guérison (Max. Simon, *Mémoire cité*, obs. Ire).

OBSERVATION XLII. — Fièvre typhoïde, convalescence, fièvre intermittente, délire maniaque consécutif; guérison spontanée (Max. Simon, obs. III).

OBSERVATION XLIII. — Aliénation temporaire à la suite d'une fièvre typhoïde (Chomel, *Leçons de clin. méd.*, t. I, p. 53).

OBSERVATIONS XLIV, XLV. — Aliénation temporaire pendant la convalescence de la fièvre typhoïde (deux cas, *Ann. médic.-psych.*, 1845, t. VI, p. 223 et 224).

OBSERVATIONS XLVI, XLVII. — Deux observations de folie à la suite

---

(1) Observations et réflexions sur la maladie des reins qui accompagne l'urine albumineuse; analyse, *Gazette médicale*; Paris, 1849, p. 410.

(2) *Gazette des Hôpitaux*, 1853, p. 503.

(3) De la coexistence de l'amaurose et de la néphrite albumineuse; *Gazette médicale*, 1849, p. 513.

de fièvres intermittentes (Baillarger, *Ann. médic.-psych.*, 1843, t. II, p. 372).

OBSERVATIONS XLVIII, XLIX, L, LI, LII. — Cinq observations de folie, suite de fièvre intermittente (*Ann. médic.-psychol.*, 1844, t. IV, p. 211 ; Bastian, *Mém. cit.*).

OBSERVATION LIII.—Divers cas d'aliénation mentale et de paralysie à la suite du choléra (Delasiauve, leçons faites à Bicêtre).

OBSERVATION LIV.—Paralysie succédant à une fièvre typhoïde grave (*Bulletin de Thérapeutique*, 1847, t. XXXII, p. 391).

OBSERVATION LV.— Avortement, hémorrhagie considérable (16 juin 1849); fièvre typhoïde légère (du 26 juin au 15 juillet) ; convalescence, paraplégie, intégrité des fonctions de la vessie et des muscles du rectum, aucun symptôme du côté des centres nerveux ; guérison spontanée (Moutard-Martin, Mém. cité, *Union méd.*, p. 462, 2e observ. — La paralysie est attribuée, par M. Moutard-Martin, à l'hémorrhagie utérine (?)).

OBSERVATION LVI. — Entérite aiguë grave ; convalescence ; paraplégie, émission des urines et des matières fécales intacte, aucun symptôme du côté des centres nerveux ; frictions stimulantes sur les extrémités, médication interne, tonique et stimulante ; guérison (Graves, *Arch. génér. de méd.*, 1836, t. XI, p. 207-208, obs. Ire).

OBSERVATION LVII. — Paralysie généralisée chez un jeune homme de dix-neuf ans, suite de fièvre intermittente. Insuccès d'une médication dirigée d'après l'idée d'une lésion cérébrale. Traitement tonique et ferrugineux, puis strychnine ; guérison en quarante-cinq jours (Ouradou, *Thèse citée*, 1851, obs. V).

OBSERVATION LVIII. — Paralysie incomplète des quatre membres chez un homme, à la suite de la suette.

Résumé.—X..., âgé de cinquante-trois ans, cultivateur à Vassimont (Marne), bien portant d'ordinaire, éprouva, en 1849, quelques chagrins, et se fatigua beaucoup à soigner sa femme et son fils gravement malades. Il ressentit dès lors quelques battemens de cœur qui s'amendèrent peu à peu et ne se faisaient presque plus sentir, lorsque, le 16 juillet 1849, il fut atteint de la suette. Après sa guérison, X... resta très-faible et tourmenté par de violentes palpitations. Les membres inférieurs le supportaient mal, et cet état augmenta au point que quelques semaines après il ne pouvait faire plus de quelques centaines de pas. Cependant sa santé générale se rétablissait, et la force commençait à revenir dans les jambes, lorsqu'à la suite d'une marche un peu forcée, il fut pris d'une demi-syncope avec des palpitations très-pénibles. Depuis ce moment, le moindre effort déterminait des battemens de cœur pénibles, des sueurs froides et un état de faiblesse générale. Les jambes se paralysèrent graduellement, et l'affection envahit bientôt les membres supérieurs sans aucun symptôme du côté des centres nerveux. Divers traitemens furent mis en usage sans résultat, et il se décida à entrer dans le service de M. Sandras, le 22 juin 1851, plus de dix-huit mois après l'affection.

La marche est difficile, titubante ; les mouvemens des orteils, des pieds, de la jambe et de la cuisse, sont mous, incertains, très-limités, et le moindre obstacle suffit pour les rendre impossibles ; l'état des membres supérieurs est analogue ; le malade a de la peine à faire servir ses mains aux usages ordinaires. La défécation et l'émission des urines sont bien normales ; rien du côté des centres nerveux ; sens et intelligence bien sains ; parole bien nette ; état nerveux marqué ; grande tendance à l'hypochondrie ; d'ailleurs aucun autre trouble fonctionnel appréciable.

Traitement. — Bains sulfureux et alcalins alternativement ; onctions avec une pommade au sulfate de strychnine ; deux portions.

15 juillet. Le malade est obligé de quitter l'hôpital, et je ne l'ai plus revu (1).

5° *Diathèses diverses.*

A. *Scrofule.*—On attribuait autrefois beaucoup de névroses à la diathèse scrofuleuse ; mais il est impossible d'accepter toutes les vagues indications fournies par les anciens médecins. Les rares données un peu plus précises que nous possédons sur cette question étiologique appartiennent à des auteurs modernes, et se rapportent seulement à la *chorée* que Jos. Frank (2) a vu fréquemment coïncider avec le tempérament scrofuleux, et dont M Sée (3) paraît avoir constaté le développement dans les mêmes circonstances. Les deux faits que je cite page 62 (observ. 59, 60) me semblent aussi de nature à confirmer les assertions de J. Frank.

B. *Syphilis.* — Il n'est pas douteux que des productions syphilitiques développées au voisinages des organes nerveux

---

(1) Cette observation pourra sembler sans valeur, parce qu'elle est incomplète, et l'on sera porté à rattacher la paralysie à quelque lésion des centres nerveux. Je me bornerai à dire que les circonstances au milieu desquelles elle s'est développée, la marche progressive des extrémités au centre, l'absence de signes morbides du côté des centres nerveux, l'intégrité des fonctions de la vessie, tout me permet d'*affirmer* que nous avons eu affaire à l'une de ces paralysies dites essentielles, dont la symptomatologie vraiment spécifique sera exposée dans un autre travail.

(2) Loc. cit., t. III, p. 326, note 69.

(3) Mém. cit., p. 435.

puissent donner lieu à des affections variées de ce système. Mais je suis convaincu aussi que le seul vice syphilitique est capable de faire naître de véritables *névroses*, c'est-à-dire des maladies nerveuses sans altérations organiques appréciables, comme le plomb, l'infection paludéenne, la chlorose, etc. Fr. Hoffmann, Sauvages, Boerhaave, Jos. Frank, etc., qui parlent souvent de maladies nerveuses syphilitiques, n'ont pas distingué ces deux modes d'action de l'infection vénérienne, et c'est à peine si elle se trouve indiquée de nos jours. M. Ricord, il est vrai, a fait l'histoire d'une chlorose syphilitique, laquelle engendrerait des paralysies faciales, des névralgies de la cinquième paire, des céphalées. Mais, dans l'esprit de l'habile syphiliographe, ces phénomènes sont un résultat de la cachexie et non une manifestation immédiate de la diathèse, comme dans les faits dont je vais parler.

MM. Pidoux et Trousseau (1) ont observé diverses névroses syphilitiques, entre autres des *névralgies* nettement périodiques et diurnes.

On a beaucoup parlé de l'infection vénérienne comme cause de l'*aliénation mentale ;* elle est particulièrement indiquée par Esquirol (2), par MM. Germain et Bouchet (3) et par le docteur Erlenmeyer dans son Mémoire sur le sang des aliénés, et il est une observation que l'on peut faire sur beaucoup d'individus atteints de syphilis ancienne. On remarque chez eux un état cachectique des plus caractérisés, presque toujours compliqué d'une tendance hypochondriaque ou mélancolique, parfois même de pensées de suicide.

M. Ehrard (4), dans un Mémoire intéressant sur les névroses syphilitiques, présente entre autres trois observations d'*épilepsie* qu'il attribue à cette cause, et M. Delasiauve (5) admet cette étiologie indiquée aussi par Maisonneuve (6).

---

(1) Traité de Thérapeutique, 1853, t. I, p. 200.
(2) Ouvrage cité, t. II, Etiologie de la Démence.
(3) Mém. cit., Annal. méd.-psych., 1845, t. I, p. 189.
(4) Gaz. médic., Paris, 1843, p. 119.
(5) Traité de l'Epilepsie, p. 237.
(6) Recherches et observ. sur l'Epilepsie; Epilepsie humorale ou métastatique.

Certaines *contractures* rapportées à la syphilis ont fait le sujet de discussions assez vives, auxquelles se trouvent mêlés les noms de MM. Bouisson, Phil. Boyer, Raynaud, Ricord et Vidal. Des faits observés par ces divers chirurgiens, il paraît résulter que l'affection dont je parle provient tantôt d'une altération organique du muscle, tantôt d'un simple trouble fonctionnel déterminé par le virus. J'ai vu au moins trois cas de *paralysie* attribuable à la syphilis, dans lesquels les particularités de l'affection ne permettaient d'admettre aucun désordre anatomique des centres ou des cordons nerveux, et j'en cite un exemple (observ. 68). Chez ces malades, la rapidité de la guérison contraste avec la lenteur de l'amélioration lorsqu'il s'agit d'une lésion matérielle.

C. *Rhumatisme.* — Le rhumatisme est une de ces maladies sur le compte desquelles on a l'habitude de mettre une multitude d'états morbides dont on ignore la nature et l'origine. On dit d'une paralysie ou de toute autre névrose, c'est rhumatismal, comme on dit c'est nerveux, voile honnête qui cache notre ignorance, suivant l'expression de Georget. Mais si le rhumatisme articulaire et musculaire est assez nettement défini, il n'en est pas de même du rhumatisme en général. Un homme après s'être exposé à un courant d'air est frappé d'une hémiplégie faciale, d'une paraplégie, d'une névralgie ou d'une contracture ; on ne manque jamais alors d'attribuer une nature rhumatismale à cette affection, et il en est de même si l'humidité seule a déterminé ces accidens. Or, je ne comprends pas sur quoi se fonde une semblable appréciation, car on ne qualifie pas ainsi la pneumonie, la pleurésie survenues dans les mêmes circonstances. En outre, on n'observe pas en pareil cas ce caractère de mobilité propre aux affections rhumatismales, et ces névroses présentent au contraire presque toujours une fixité désespérante. En un mot, les maladies nerveuses produites par l'action du froid ou de l'humidité, et celles qui se rapportent au rhumatisme me paraissent offrir des différences trop évidentes pour qu'il soit possible de les confondre, et de ce que le froid et l'humidité sont des agens capables d'engendrer la diathèse rhumatismale, il ne faut pas conclure que tous leurs effets soient de même nature.

Quoi qu'il en soit, il existe incontestablement des névroses d'origine rhumatismale. Sauvages (1) admettait une *paralysie* rhumatique « qui succède aux douleurs de la goutte et du rhumatisme... » Fr. Hoffmann (2) attribue certaines paralysies à la rétropulsion arthritique; Cullen (3) parle d'apoplexies atoniques ou par goutte rentrée, dans lesquelles on ne trouve aucune lésion anatomique, et son traducteur Bosquillon signale la paralysie rhumatismale qui est la suite des douleurs de goutte et de rhumatisme. Ces observations ont été confirmées de nos jours par des faits assez nombreux : on trouve dans le journal des *Connaissances médico-chirurgicales* (4) un Mémoire de M. Griffouillère sur diverses névroses qui accompagnent ou suivent le rhumatisme aigu, dans lequel la paralysie est particulièrement désigné. M. Chomel (5), M. Trousseau (6) ont vu des faits semblables, et moi-même j'en ai recueilli deux cas.

La *chorée* a été, dans ces derniers temps, l'objet de recherches intéressantes de la part de MM. Botrel (7) et Sée (8), qui ont démontré entre cette affection et le rhumatisme des relations intimes. Déjà Sauvages (9) avait rapporté l'histoire d'un enfant qui fut atteint de chorée après la guérison d'une goutte rhumatismale ; Bouteille avait également signalé d'après Stoll une chorée rhumatique ; mais les exemples qu'il en cite, un seul excepté, ont été trop malheureusement choisis pour avoir pu fixer l'attention des médecins. Aussi, quoique J. Franck (10) ait décrit assez au long le traitement de cette espèce de chorée, c'est bien réellement à MM. Botrel et Sée que revient l'honneur d'avoir fait connaître l'influence de cette cause sur la production de la danse de saint Guy.

---

(1) Loc. cit., t. V, p. 301.
(2) *Dissertatio de morbis ex atonia cerebri nervorumque nascentibus : de paralysi.*
(3) Loc. cit., t. II, p. 209.
(4) 8e année, 1er semestre, p. 225.
(5) Gaz. des hôpit., 1845, p. 282.
(6) Gaz. des hôpit., 1853, p. 327.
(7) De la chorée considérée comme affection rhumatismale, Thèse de Paris, 1850.
(8) Mém. cit., loc. cit., p. 373.
(9) Tome IV, p. 150.
(10) Loc. cit., t. II, p. 330.

Il n'est pas très-rare de voir dans le cours d'un rhumatisme articulaire diverses *névralgies* figurer au rang des symptômes de l'affection. M. Griffouillère, cité plus haut, en a publié des exemples, et l'observation 78e, qui m'est propre, est aussi un fait de ce genre. Ces névralgies rhumatismales, la sciatique en particulier, ont été étudiées par M. Salvatore Renzi et M. Roux, de Brignolles (1), qui conseille contre elles l'emploi du colchique d'automne. M. Sée a encore indiqué, parmi les diverses formes du rhumatisme, des *attaques apoplectiques* et *convulsives*; le *tétanos*, les *contractures* des extrémités; dont M. Delpech a rapporté plusieurs cas dans sa thèse; enfin le *délire*. Je cite, d'après M. Baillarger, un exemple d'*aliénation* avec stupidité passagère survenue dans le cours d'un rhumatisme articulaire, et la malade de l'observation 77e a été atteinte dans les mêmes circonstances d'un délire de longue durée avec *catalepsie*.

Observations de névroses scrofuleuses, syphilitiques et rhumatismales.

OBSERVATIONS LIX, LX. — Deux cas de chorée chez des filles scrofuleuses, rapidement guéries par l'iodure de potassium. (Docteur Muller de Berwiller, *Gaz. méd*, Paris, 1848, p. 345.)

OBSERVATION LXI. — Epilepsie datant de trois ans, chez un homme infecté de syphilis, guérie par Cullerier en deux mois, au moyen du mercure. (Maisonneuve, *loc. cit.*, p. 130.)

OBSERVATION LXII. — Mouvemens convulsifs et épilepsie chez un homme infecté de syphilis, guérie par Cullerier, au moyen du mercure. (Maisonneuve, *loc. cit.*, p, 132.)

OBSERVATIONS LXIII, LXIV, LXV. — Trois cas d'épilepsie syphilitique. (Ehrard, *Gaz. méd.*, Paris, 1843, p. 119.)

OBSERVATONS LXVI, LXVII. — Deux cas de névralgie syphilitique périodique diurne; traitement mercuriel, guérison. (Trousseau et Pidoux, *Traité de Thérapeutique*, 1853, t. 1, p. 200.)

OBSERVATION LXVIII. — Paralysie des quatre membres chez un homme infecté de syphilis, guérie en six semaines par l'iodure de potassium.

Résumé. — X..., âgé de trente-huit ans, peintre en bâtimens,

---

(1) Bulletin de thérapeutique, 1845, t. XXIX, p. 297; de l'emploi du colchique d'automne contre la sciatique et les névralgies rhumatismales.

d'une charpente athlétique, présentant les apparences d'un tempérament lymphatique, avait eu, neuf ans avant la maladie actuelle, une gonorrhée avec orchite et crêtes de coq, mais prétend n'avoir jamais eu de chancres (?). Le 15 février 1851, il entra dans le service de M. Robert, pour un ulcère de la jambe de fort mauvais aspect, que l'on fut obligé de cautériser plusieurs fois avec l'acide chlorhydrique. Tout autour de l'ulcère principal se trouvaient une multitude de petites ulcérations parfaitement arrondies, et dont le fond était grisâtre et sanieux.

La guérison eut lieu en deux mois environ, et le malade se préparait à quitter l'hôpital, quand il fut pris d'engourdissemens aux pieds, puis aux mains, qui gagnèrent graduellement les parties supérieures. En même temps, ces parties s'affaiblirent et perdirent bientôt la faculté de se mouvoir. Cette paralysie remonta assez rapidement vers les jambes, les cuisses, les avant-bras et les bras, et en peu de temps, elle fut complète dans les quatre membres. D'ailleurs, aucun signe du côté des centres nerveux ; l'intelligence restait intacte, les sens bien sains et la parole nette ; les fonctions de la vessie n'étaient nullement altérées et la défécation était facile. Aucun trouble de la santé générale.

C'est dans cet état qu'il fut envoyé dans le service de M. Sandras, le 20 mai 1851, après qu'on eût inutilement employé des purgatifs, des sangsues à l'anus et un vésicatoire au bras.

Outre les détails qui précèdent, on constata une couleur cuivrée remarquable des cicatrices de la jambe, et l'on reconnut que l'ulcère reposait sur une exostose considérable du tibia, très distincte de l'induration qui formait la base de l'ulcère. D'ailleurs, pas de tumeurs sur les os du crâne ni du rachis ; pas de traces d'intoxication saturnine ; pas de symptômes généraux.

Traitement. — Iodure de potassium, 2 grammes par jour.

9 *juillet.* Le traitement a été continué sans aucun autre moyen auxiliaire. Une amélioration rapide s'est manisfestée, et le 11 juin, le malade avait recouvré l'usage de ses membres. Aujourd'hui, il ne reste plus qu'un peu de faiblesse dans les jambes, — l'exostose persiste quoique diminuée.

20 *octobre.* La guérison de la paralysie s'est maintenue. Ce malade a été retenu à l'hôpital par l'ulcère de la jambe, dont la cicatrice était peu solide. Aujourd'hui tout va bien et l'exostose du tibia est presque nulle. On a continué l'iodure de potassium. — Le malade sort de l'hôpital.

OBSERVATIONS LXIX, LXX. — Paralysies dans le cours d'un rhumatisme articulaire aigu. (Griffoullière, *Journal des Connaiss. méd. chir.*, 8° année, 1er semestre, p. 225 ; *observ.* IVe et Ve.)

OBSERVATION LXXI. — Paralysie d'un bras succédant à une affection rhumatismale du même membre. (Chomel, *Gaz. des Hôp.*, 1845, page 282.)

OBSERVATIONS LXXII, LXXIII. — Un cas de paraplégie et un cas de paralysie d'un membre thoracique survenus dans le cours d'une affection rhumatismale. (Trousseau, *Gaz. des Hôp.*, 1853, p. 327.)

OBSERVATION LXXIV.—Chorée à la suite d'un rhumatisme articulaire aigu. (Favelle, *Gaz. des Hôp.*, Paris, 1844, p. 10.)

OBSERVATION LXXV. — Divers exemples de chorée liée à une affection rhumatismale. (Sée, *Mémoire cité :* Botrel, *Thèse citée.*)

OBSERVATION LXXVI. — Aliénation mentale avec mélancolie et stupidité chez une nourrice pendant le cours d'un rhumatisme articulaire aigu ; guérison après quelques semaines. (Baillarger, *Gaz. des Hôp.*, 1851, p. 123.)

OBSERVATION LXXVII. — Délire et catalepsie chez une femme dans le cours d'un rhumatisme articulaire aigu.

Résumé. — X..., âgée de vingt-huit ans, habitant Nanterre, fut prise, vers la fin de mai 1852, d'un rhumatisme articulaire aigu pour lequel on employa les émissions sanguines et le sulfate de quinine à très-faible dose. Au milieu des symptômes ordinaires de l'affection rhumatismale survint un délire violent qui fut considéré comme nerveux. Des vésicatoires à la nuque et aux cuisses n'eurent aucun succès, et on transporta la malade à l'hôpital Beaujon, service de M. Sandras.

Au moment où je la vis pour la première fois, elle était dans l'état suivant (5 juin 1852) : immobilité complète ; les yeux ouverts sont fixes ; si on la touche, si on la pince, si on la pique, elle ne paraît pas sentir. Les membres soulevés retombent comme des membres inertes ; mais si on les maintient, même un instant très-court, dans une position quelconque, ils semblent s'y fixer et peuvent y rester indéfiniment. La tête est dans le même cas. On donne à ces parties les positions les plus bizarres et les plus difficiles à garder ; elles les conservent jusqu'à ce qu'on leur imprime quelque nouveau mouvement. La pupille droite est plus large que la gauche. Après vingt minutes environ, X... est sortie brusquement de cet état cataleptique en demandant le bassin en termes grossiers. Dès lors le délire a reparu, délire sans fièvre, loquace, dans lequel elle injurie les personnes du service et ses voisines.—Le rhumatisme articulaire a complétement disparu.

Potion avec 60 grammes de sirop de morphine.

7 et 9 juin. Persistance du délire et nouveaux accès de catalepsie, dont un a duré trois heures. On est enfin obligé d'envoyer cette malade à la Salpétrière, et nous l'avons perdu de vue.

OBSERVATION LXXVIII. — Névralgie sciatique alternant avec les douleurs d'un rhumatisme articulaire aigu.

Résumé. — X..., âgé de trente-neuf ans, raffineur de sucre, ayant déjà eu deux affections rhumatismales aiguës, est pris, le 24 janvier 1851, de deux douleurs vives dans les deux genoux. Trois jours après, ces douleurs disparurent en une nuit et furent remplacées par une douleur très-pénible siégeant en arrière du membre inférieur droit, et pour laquelle il entre à l'hôpital le 28 janvier. Cette douleur exaspérée par la marche, les mouvemens et la pression, suit exactement le trajet du nerf sciatique et ne s'accompagne d'aucune tuméfaction ni rougeur. Elle est surtout vive en arrière du grand trochanter et au niveau de la tête du péroné. — Fièvre peu intense, peau chaude et moite.

Six ventouses scarifiées le long du nerf sciatique.

30 janvier. La douleur sciatique a disparu ; mais les deux articulations tibio-tarsiennes, le poignet gauche, le genou gauche, la région lombaire de la colonne vertébrale sont le siége de fortes douleurs exaspérées par les moindres mouvemens et la pression, avec rougeur et tuméfaction légères au voisinage des articulations ; fièvre intense, etc.

Dès lors, le rhumatisme articulaire suit sa marche normale et guérit rapidement sous l'influence du sulfate de quinine à haute dose.

6° *Action du froid et de l'humidité.*

Je rappellerai ici la distinction que j'ai essayé d'établir entre l'action du froid et le rhumatisme, laissant à chacun d'apprécier cette manière de voir. Mais, quelque opinion qu'on adopte, personne ne contestera la funeste influence du froid et de l'humidité sur la production de certaines névroses. Ces deux causes paraissent aptes à déterminer une multitude d'accidens nerveux, principalement des névralgies et des paralysies. Toutefois, elles jouent assez souvent un rôle purement occasionnel : c'est ainsi que, dans l'état puerpéral, un refroidissement donne lieu à des troubles nerveux qu'il serait incapable de produire dans les conditions ordinaires de la santé. Une malade entra en 1852 dans le service de M. Sandras pour une hémiplégie faciale brusquement survenue après l'impression d'un courant d'air. L'électricité et les autres moyens topiques restèrent impuissans tant qu'on n'eut pas modifié la chloro-anémie qui coexistait ; alors quelques séances d'électrisation suffirent pour ramener les mouvemens. En pareille circonstance, le froid n'a donc pas eu d'autre influence que de provoquer l'explosion d'une disposition

morbide préexistante ; mais les choses sont loin de se passer
toujours ainsi, et l'ordre de causes dont je m'occupe engendre par lui-même de nombreuses névroses.

Les *paralysies* surtout ont été, sous ce rapport, l'objet de
recherches importantes depuis quelques années. Tout le
monde connaît l'article de M. Bérard aîné (1) sur l'hémiplégie
faciale, où l'auteur démontre que, dans la majorité des cas,
cette maladie succède à l'impression d'un courant d'air. Le
docteur Castara, de Lunéville (2), est arrivé, de son côté, aux
mêmes conclusions, et le professeur Graves, de Dublin (3), a
fait des observations analogues en ce qui concerne la paraplégie. D'ailleurs, les exemples de ce genre abondent dans
les annales de la médecine, et j'en cite quelques-uns (4);
j'ajouterai, enfin, que tous les anciens auteurs connaissaient
parfaitement ces faits.

Il est à peine nécessaire de signaler les cas nombreux ou
les *névralgies* ne reconnaissent pas d'autre cause ; c'est là un
point d'étiologie mis hors de doute, tant la pratique en fournit
d'exemples. Mais certaines *entéralgies* beaucoup plus rares
méritent une mention particulière : quelques individus, des
femmes surtout, après s'être exposés au froid, sont saisis de
violentes douleurs abdominales qui simulent celles de la péritonite et s'accompagnent de quelques-uns de ses autres
symptômes. On n'a pourtant affaire qu'à une névralgie intestinale indiquée déjà par Tissot dans ces circonstances, puis
par M. Sandras (5), qui préconise en même temps un moyen
de traitement dont j'ai fréquemment constaté la merveilleuse
utilité ; je veux parler de l'application sur le ventre de quelques ventouses sèches.

On sait que le froid, le froid humide surtout, favorise le
développement du *tétanos* traumatique ; il peut aussi en être
la seule cause, observation déjà faite par Hippocrate et Aré-
tée, et reproduite par des médecins plus modernes, en parti-

---

(1) Dict. de méd. en 30 vol.
(2) De l'hémiplégie faciale, etc. *Journal des conn. méd.-chir.*, 3e année, p.
231.
(3) *Arch. gén. de méd.*, t. XI, 1836 ; mem. cit.
(4) Observ. 79, 80, 81, 82, 83, 84, 85, et 86.
(5) Loc cit., t. II, p. 378.

culier par Bajon (1), par Cullen (2), par J. Frank (3), et enfin par tous les auteurs contemporains. Peut-être interprétera-t-on dans le même sens les deux observations 87 et 88. A côté du tétanos, je placerai la curieuse *contracture* qui fait le sujet de l'observation 89 et qui paraît avoir été causée par l'impression de l'air, le corps étant en sueur. M. Victor François a attribué également la même origine aux *convulsions idiopathiques de la face* (4).

Enfin, l'*amaurose* peut encore se développer sous l'influence du froid ; au moins Wedel (5) en cite-t-il quelques cas, et J. Franck (6) admet cette étiologie.

Observations de névroses causées par le froid et l'humidité.

OBSERVATION LXXIX.—Paralysie faciale causée par l'impression d'un courant d'air et guérie par l'électricité. (Docteur Castara, de Lunéville, *Mémoire cit.*, Observ. I.)

OBSERVATION LXXX.—Paralysie faciale attribuée à un courant d'air et guérie par la strychnine. (*Expérience*, t. I, p. 554 et suiv.)

OBSERVATION LXXXI.—Paralysie d'un bras à la suite d'un refroidissement, guérie en trois semaines par la vératrine en frictions. (*Journ. des Conn. méd. chirur.*, 11e année, 2e semestre, p. 119.)

OBSERVATION LXXXII.—Paralysie de l'avant-bras chez un homme exposé au froid et à l'humidité, promptement guérie par l'électricité. (Marcé, *Gazette des Hôpitaux*, 1853, p. 71.)

OBSERVATION LXXXIII.—Paraplégie à la suite d'une nuit passée au froid sur le pont d'un bateau. (*Gaz. méd.* ; Paris, 1834, p. 424.)

OBSERVATION LXXXIV.—Paraplégie à la suite de marches forcées à travers un pays humide et couvert de neige, guérie par l'emploi des sudorifiques et de quarante bains entiers. (*Journ. des Conn. méd. chirur.*, 5e année, p. 160.)

OBSERVATION LXXXV.—Paralysie des quatre membres chez un homme habituellement exposé au froid et à l'humidité. (Service de M. Nonat, *Union médicale*, 1852, p. 558.)

---

(1) Mémoire pour servir à l'histoire de Cayenne, etc., Paris, 1777.
(2) Loc. cit., t. II, p. 319.
(3) Loc. cit., t. III, p. 317.
(4) *Gaz méd.*, Paris, 1845, p. 463.
(5) *Dissertatio de amaurosi*, 1705, p. 15.
(6) Loc. cit., t. III, p. 529.

OBSERVATION LXXXVI.—Paralysie à la suite d'un refroidissement, guérie par les eaux de Balaruc.

Résumé. — M. X..., magistrat, d'un tempérament nervoso bilieux, d'une constitution sèche, âgé de quarante ans, fut atteint en 1850, à la suite d'un refroidissement, d'une paraplégie subite avec engourdissement dans les membres supérieurs, faiblesse de la vessie et paresse intestinale... Cet accident ne s'accompagna d'aucun dérangement de la santé générale et d'aucun symptôme local du côté des centres nerveux. Quinze jours après le début, il venait à Balaruc, et, dès la quatrième douche, le mouvement seul aboli reparaissait dans les muscles des membres inférieurs. Depuis lors, nouvelle saison à Balaruc en 1851, et aujourd'hui (août 1852) santé complète. (Observation empruntée aux notes de M. le docteur Lebret, attaché à l'établissement thermal de Balaruc.)

J'ajouterai, d'après les détails que M. Lebret a bien voulu me fournir verbalement, que le sujet de cette observation était bien portant un instant avant d'être frappé de paralysie, et s'occupait en plein air à quelques travaux de jardinage pour lesquels il s'était mis en manches de chemise.

OBSERVATION LXXXVII.—Affection tétanique chez un homme exposé à l'humidité ; rapide guérison.

Résumé.—X..., âgé de quarante et un ans, carrier, habituellement bien portant, mais continuellement exposé à l'humidité froide, après avoir éprouvé pendant quelques jours de la faiblesse dans les membres inférieurs, avec fourmillemens, crampes et sensation d'un froid très-vif, un peu de céphalalgie et de vertiges passagers, perdit subitement connaissance, le 19 avril 1851, au milieu de la rue et fut transporté à l'hôpital Beaujon.

Au moment de son entrée : perte de connaissance ; le corps est dans un état de rigidité générale, la tête renversée en arrière, les jambes et les cuisses attirées dans le même sens, le tronc arcbouté en arrière, les membres supérieurs convulsés, les mâchoires serrées l'une contre l'autre. Pas de secousses convulsives, pas de contorsions de la face, pas d'écume à la bouche ; l'état du malade ne ressemble nullement à de l'épilepsie, mais rappelle au contraire très-bien l'opisthotonos ou un empoisonnement par la strychnine. Quelques momens après, X... reprend connaissance ; mais la rigidité persiste et il accuse une sensation très-douloureuse de crampe dans les membres et dans le tronc. Cependant, la roideur tétanique se dissipe ou du moins diminue par instans, mais pour se reproduire bientôt avec plus d'intensité. Pas de fièvre. Jamais le malade n'a éprouvé rien de semblable.

Potion gommeuse avec 60 grammes de sirop de morphine.

20 avril.—Il n'y a plus eu de perte de connaissance ; mais la rigidité, quoique moins forte, présente encore le même caractère que la veille. Pas de céphalalgie, pas de douleur spontanée ou développée par

la pression le long du rachis ; pas de fièvre.—Dix ventouses scarifiées le long de la colonne vertébrale ; potion *ut suprà*.

Le 21, il restait encore un peu de rigidité, qui s'est entièrement dissipée le 22, après une seconde application de ventouses scarifiées, et, le 28 avril, le malade quittait l'hôpital entièrement guéri.

OBSERVATION LXXXVIII.—Affection tétanique chez un homme après une nuit passée en état d'ivresse dans un ruisseau, par un temps froid et pluvieux. Guérison.

X..., maçon, trente-trois ans, d'apparence chétive, mais d'ordinaire bien portant, s'étant enivré le 26 novembre 1851, a été retrouvé le lendemain étendu dans un ruisseau où il avait passé la nuit : le temps était froid et pluvieux ; rien n'annonçait qu'il eût été victime d'une violence quelconque. On le transporta à l'hôpital Beaujon dans l'état suivant :

Ses vêtemens sont entièrement mouillés ; tout le corps est froid et dans un état de rigidité générale ; par momens cette roideur disparaît un peu ; mais, dès qu'on veut le toucher, les membres s'étendent, comme par l'effet d'un ressort, et reprennent leur état tétanique. La tête est renversée en arrière, les mâchoires serrées l'une contre l'autre. Le malade ne répond aux questions qu'on lui adresse que par des plaintes ou quelques mots confus et dénués de sens. — Sensibilité intacte ; pas d'écume à la bouche ; pas de convulsions épileptiformes. Le pouls est à peine sensible.

Le malade est couché dans un lit chauffé, entouré de boules d'eau chaude et bien couvert. Potion avec 100 grammes de sirop de morphine.

Ces accidens se sont graduellement amendés, et le 1er décembre ils avaient entièrement disparu. Le 13, le malade quitte l'hôpital, après avoir rempli pendant quelques jours les fonctions d'infirmier.

OBSERVATION LXXXIX.—Contracture des muscles sacro-lombaire et carré des lombes (?) chez une femme qui s'était exposée au froid, le corps étant en sueur. Guérison spontanée.

Résumé. — X..., âgée de dix-huit ans, conturière, habituellement bien portante, bien constituée, passa une soirée du mois de janvier 1853 à danser dans une noce de village. Vers minuit, étant en sueur, elle se retira et gagna son domicile sans aucune précaution ; elle se sentit prise de froid pendant la traversée, mais n'éprouva immédiatement rien de particulier et dormit bien jusqu'au lendemain ; en se levant, elle ressentait dans le flanc droit une douleur semblable à celle d'une crampe qui la forçait à tenir le tronc un peu infléchi à droite, sans qu'elle pût se redresser volontairement. La douleur disparut au sixième jour ; mais la déviation latérale de la taille ne fit qu'augmenter. D'ailleurs, aucun autre dérangement de la santé, aucun symptôme du côté de la colonne vertébrale, etc.

Lè 23 juillet 1853, elle se présenta à l'hôpital Beaujon, où elle fut admise dans le service de M. Robert. Sans entrer dans les longs détails de cette observation, je dirai qu'après un examen attentif on reconnut que cette déviation latérale de la taille, assez forte pour déformer complétement le corps de la malade, était due à une contracture de la masse musculaire sacro-lombaire droite, qui présentait au toucher une rigidité considérable, et probablement aussi du carré des lombes. La dernière côte droite et la crète iliaque étaient amenées au contact, tandis qu'à gauche entre ces deux os on trouvait un large espace.—Rien de matériel ne pouvait expliquer cette contracture qui remontait au refroidissement dont j'ai parlé.

Aucun traitement ne fut appliqué, et le 2 août, en se levant, la malade se trouva tout à coup guérie, à son grand étonnement. Elle avait éprouvé la veille une émotion assez vive. J'ajouterai que depuis deux jours elle portait, d'après le conseil de M. Bouvier, des béquilles inégales dont la plus grande, soulevant l'épaule droite, laissait le membre inférieur droit pendant et exerçant ainsi une extension continue par son propre poids. Mais en se couchant la veille, son état n'avait subi aucune modification.

La guérison s'est maintenue, et la malade a quitté l'hôpital quelques jours après.

7° *Intoxications diverses.*

A. *Plomb.* Il serait oiseux de chercher à démontrer l'influence d'une pareille cause sur la production de certaines maladies nerveuses. Connue des auteurs les plus anciens, elle a été l'objet de nombreux travaux de la part des contemporains et surtout minutieusement étudiée par M. Tanquerel des Planches (1), dont les recherches me dispenseront de tout détail bibliographique. Je me bornerai à rappeler que M. Tanquerel des Planches, résumant l'état de la médecine sur ce sujet, a signalé parmi les conséquences de l'intoxication saturnine les névroses suivantes : la *paralysie* et ses nombreuses variétés ; l'*amaurose ;* l'encéphalopathie avec *délire* tranquille ou furieux ; l'encéphalopathie *comateuse ;* les *convulsions partielles ;* les *convulsions générales* non épileptiques ; l'*épilepsie* et la *catalepsie.*

B. *Mercure.* Les effets du mercure sur le système nerveux, moins communément observés que ceux du plomb, ne sont pas moins évidents. On connaît surtout le *tremblement* qu'il

---

(1) Traité des maladies de plomb, Paris, 1839.

détermine chez les individus exposés à ses vapeurs et qui a été particulièrement signalé et décrit par Ramazzini (1), Mérat (2), MM. Martin de Guérard (3), Patissier (4), Colson (5), etc. Mais on ignore généralement que d'autres formes de névroses ont été quelquefois la conséquence de cette intoxication. F. Hoffmann (6) considère le mercure comme une cause de *paralysie ;* Forestus (7) en cite un exemple chez un dorcur, et M. Burnett (8) paraît avoir observé plusieurs cas analogues sur les marins du vaisseau le *Triomphe.* Doœus (9), Hoffmann (10), Landré-Beauvais , au dire d'Es quirol (11), qui reproduit son opinion, et M. Delasiauve (12) parlent d'une *épilepsie* produite par l'intoxication mercurielle. On sait aussi que le tremblement s'accompagne parfois de certains *troubles des facultés intellectuelles ;* mais cet état peut se manifester isolément, au moins d'après Esquirol (13).

On trouve un exemple d'*idiotisme* produit par la même cause dans un rapport médico-légal de MM. Chevalier, Roger (de l'Orne) et Olivier (d'Angers), inséré dans les *Annales d'hygiène* (14). Enfin, un fait relaté dans les *Archives de médecine* (15) tendrait à placer la *chorée* au nombre des effets de l'intoxication mercurielle chronique, si l'on ne savait que le tremblement hydrargyrique peut être confondu avec la danse de saint Guy.

C. *Arsenic.* Les effets consécutifs de l'empoisonnement par

---

(1) Maladies des artisans, traduction de Fourcroy, Paris, 1777.

(2) Mémoire sur le tremblement auquel sont sujettes les personnes qui emploient le mercure, Paris, 1804.

(3) Thèse de Paris, 1818.

(4) Maladies des artisans, Paris, 1822.

(5) Archiv. génér. de méd., 1827, t. III, p. 338.

(6) *Loc. cit.*, p. 197.

(7) T, II, p. 196.

(8) Arch. gén. de méd., 1824, t. IV : Note sur les effets du mercure sur l'équipage du vaisseau le *Triomphe.*

(9) Encyclop. med., lib. I, p. 1277.

(10) *Loc. cit.*

(11) Traité des maladies mentales, t. I, p. 295.

(12) Traité de l'épilepsie, p. 225.

(13) Ouv. cit., t. II, p. 144 et 235.

(14) 1841, t. XXV, p. 392.

(15) 1831, t. II, p. 560.

l'arsenic ont beaucoup moins attiré l'attention que ceux du mercure et du plomb. Cependant, quelques indications fournies par les auteurs et un certain nombre d'observations permettent d'affirmer que l'intoxication arsénicale a été parfois suivie de *paralysie* des extrémités supérieures ou de *para- plégie* de longue durée (1). Or, si l'arsenic, comme le plomb, est apte à déterminer des affections paralytiques, on peut comprendre que, comme lui, il soit également apte à déterminer d'autres formes de névroses, et si, par hasard, on rencontrait une épilepsie, une chorée, etc..., survenue à la suite d'un empoisonnement de ce genre, je crois qu'il serait prudent de tenir compte de cette circonstance en posant le pronostic ou en instituant le traitement.

D. *Alcool.* L'abus des boissons alcooliques figure au nombre des causes de maladies nerveuses dans presque tous les auteurs anciens et modernes. Outre la *manie* et le *tremblement* si communément admis, l'intoxication alcoolique produit de véritables *épilepsies* observées par la plupart des médecins qui se sont occupés de ce sujet, entre autres par Tissot, Maisonneuve, MM. Léveillé, Herpin, et Delasiauve. Toutefois, il ne faut pas oublier que chez les ivrognes, les effets de l'alcool se combinent avec ceux d'une hygiène très-mauvaise, et, fort souvent, de la misère. Il est donc nécessaire d'avoir égard aux indications complexes qui peuvent surgir de ces circonstances fort ordinaires.

E. Je mentionnerai, en passant, l'influence des émanations du *tabac* sur le système nerveux très-vaguement indiquée par quelques auteurs et qui paraît avoir occasionné quelquefois des affections paralytiques (2).

---

(1) Sauvages, t. VIII, p. 300, désigne sous le nom de *rachialgiques* diverses paralysies, entre autres celle qui succède à l'empoisonnement par l'arsenic. — Dehaërs, *Ratio medendi*, t. III, p. 113. — Murray d'Aberdeen, *Edimburg med. and surg. journal*, t. XVIII, p. 167. — Falconer, mém. sur la paralysie ; *Mem. of London med. societ.*, t. II, p. 224. — Docteur Lachaise, *Annales d'hygiène publique*, t. XVII, p. 336. — Christison. *Traité des poisons*, 1845, p. 314. — M. Aran a présenté à la Société médicale des hôpitaux de Paris un cas de paraplégie due à la même cause et guérie par le seul usage des bains sulfureux. — Procès d'Hélène Jegado, Rennes, novembre et décembre 1851. — Tailhé, *Thèse de Paris*, 1850, de la Paralysie des avant-bras, saturnine, arsénicale, etc.

(2) Tailhé, thèse citée.

F. *Intoxication paludéenne*. Lorsque l'on observe une affection à type intermittent périodique, on est toujours porté à soupçonner l'action des miasmes marécageux. Or, sans vouloir entrer ici dans une discussion intempestive, je ferai remarquer que, selon toutes probabilités, la périodicité est un mode de manifestation pathologique propre à l'organisme et indépendant de toute cause spécifique. Des névroses périodiques peuvent donc se développer sous l'influence de circonstances étiologiques très-variables, et quoique le plus souvent le sulfate de quinine soit tout puissant contre ces accès, dans des cas assez nombreux il échoue devant la spécificité de certaines causes (1). C'est ainsi, pour en citer un exemple, que des névralgies périodiques, liées à l'existence de la chlorose, résistent parfois avec ténacité à ce moyen, tant que l'affection principale n'a pas été modifiée. J'ai vu, il y a peu de temps, une prosopalgie périodique chez un homme de cinquante ans, présentant les symptômes d'un embarras gastro-intestinal, persister malgré de fortes doses de quinine et céder à un éméto-cathartique. D'autre part, nous verrons plus loin que M. Sandras a signalé des névralgies périodiques dans des circonstances identiques, et j'ai déjà cité, p. 63, d'après MM Pidoux et Trousseau, deux cas de névralgies également périodiques dues à l'infection syphilitique et guéries par un traitement mercuriel. Il est donc bien urgent de se pénétrer de cette pensée, et on ne pourrait, à mon avis, sans faire preuve d'ignorance, attribuer à l'intoxication paludéenne tous les accidents à type périodique.

Il existe pourtant des affections nerveuses bien évidemment développées sous l'influence de cette cause. Je ne parle pas seulement de ces phénomènes nerveux qui impriment aux accès fébriles à la fois une haute gravité et un caractère symptomatique particulier, comme on l'observe dans les fièvres pernicieuses délirantes, soporeuses, cataleptiques, epileptiques, tétaniques, hydrophobiques, etc., j'ai surtout en vue ces accidents non fébriles auxquels on a donné le nom de *fièvres larvées* qui, parfois, sont de simples transforma-

---

(1) Ce sont probablement des faits de ce genre qui ont donné lieu à la distinction des fièvres larvées en fièvres à quinquina et fièvres rebelles au quinquina.

tions des accès fébriles, mais qui, fort souvent aussi, se développent d'emblée avec leurs formes propres au milieu des circonstances capables de déterminer les fièvres paludéennes ordinaires. Or, ces névroses peuvent présenter les symptômes de l'épilepsie, de la chorée, de l'amaurose, des névralgies, de la paralysie, de la catalepsie même, formes qui ont été signalées par un grand nombre d'auteurs.

G. Enfin, les accidents nerveux produits par divers autres poisons ou par des venins, l'hydrophobie contagieuse, etc., pourraient trouver ici leur place.

Observations de névroses, suites d'intoxications diverses.

OBSERVATION XC. — Paralysie saturnine, nombreux exemples (Tanquerel des Planches, ouv. cité, t. II).

OBSERVATIONS XCI, XCII. — Deux cas d'amaurose saturnine (Tanquerel des Planches, t. II, obs. IX, p. 243 ; obs. X, p. 246).

OBSERVATIONS XCIII, XCIV, XCV, XCVI, XCVII.—Délire saturnin (Tanquerel des Planches, t. II, p. 371, 376, 378, 380, 382, etc.).

OBSERVATION XCVIII. — Convulsions partielles (Tanquerel des Planches, t. II, p. 406 ; obs. XII).

OBSERVATIONS XCIX, C. — Convulsions générales non épileptiques (Tanquerel des Planches, t. II, p. 409, 415 ; obs. XIII, XVI).

OBSERVATIONS CI, CII, CIII, CIV, CV. CVI. — Epilepsie saturnine (Tanquerel des Planches, t. II, p 418, 428, 421, 434, 443, 449).

OBSERVATION CVII. — Catalepsie saturnine (Tanquerel des Planches, t. II, p. 471 ; obs. XXIX).

OBSERVATION CVIII. — Paralysie occasionnée par l'intoxication mercurielle chez un doreur (Forestus, t. II, p. 196).

OBSERVATION CIX. — Divers cas de tremblement produit par le mercure (Ramazzini, *loc. cit.*, p. 42 ; Mérat, *loc. cit.*; Patissier, *loc. cit.*).

OBSERVATION CX. — Divers cas de tremblement produit par un traitement mercuriel (Colson, *loc. cit.*).

OBSERVATION CXI. — Un cas de manie et un cas d'idiotisme attribué à la vapeur du mercure (Chevalier, Roger (de l'Orne) et Ollivier (d'Angers), rapport cité).

OBSERVATION CXII. — Un cas de chorée (?) produite par le mercure, guérie par les eaux d'Evaux (*Arch. gén. de méd.*, 1831, t. II, p. 560).

Observation CXIII. — Un cas de paralysie arsénicale (*Nova Actâ curiosorum naturæ*, t. III, p. 532).

Observation CXIV. — Paralysie générale du mouvement et du sentiment déterminée par l'arséniate de potasse (professeur Berndt (de Londres), observation citée dans la thèse de M. Tailhé, Paris, 1850).

Observation CXV. — Paralysie des membres supérieurs déterminée par l'arsenic (docteur Falconer, *Mem. of London med. soc.*, t. II, p. 224).

8° *Influence de certaines névroses sur le développement d'autres névroses.*

Il n'est pas rare de voir une névrose se compliquer d'accidens nerveux d'une forme différente, qui semblent en être la conséquence. Telle est au moins l'appréciation généralement portée sur les cas de ce genre, appréciation justifiée par des faits assez nombreux. Ainsi, la démence est une suite fréquente de l'épilepsie (1) ; des paralysies plus ou moins durables succèdent parfois aux convulsions épileptiques (2) et très-souvent aux attaques hystériques (3) ; il est également possible que la chorée, l'aliénation mentale, etc., finissent par entraîner le développement de diverses névroses, et on en a cité des exemples.

Mais, j'en suis convaincu, dans l'immense majorité des cas, il faut chercher une autre interprétation à ces faits. De ce qu'une affection nerveuse nouvelle se surajoute à une affection nerveuse préexistante, on ne peut toujours conclure que l'une a engendré l'autre. Les formes des névroses qui, comme j'aurai l'occasion de le dire plus loin, ont de la tendance à se déplacer mutuellement, à se transformer les unes dans les autres, sont aussi susceptibles de se combiner. Maisonneuve (4), M. Beau (5), signalent la fréquente coïncidence de l'hystérie et de l'épilepsie, bien connue aujourd'hui de tout

---

(1) Presque tous les auteurs ; Esquirol, loc. cit., t. II, Manie et démence ; Delasiauve, p. 145 et suiv.

(2) Sauvages, Hoffmann ; observ. *Gaz. des hôp.*, 13 novembre 1847 ; *Gaz. méd.*, 1836, p. 792.

(3) Voir principalement le Traité de l'hystérie de M. Landousy.

(4) Recherches et observations sur l'épilepsie, loc. cit., p. 5.

(5) Recherches pour servir à l'histoire de l'épilepsie et de l'hystérie ; *Archiv. génér. de méd.*, 1836, t. II, p. 328.

le monde ; Bouteille (1) avait également indiqué la complication de la chorée avec l'épilepsie, l'hystérie, etc. ; dans la
thèse de M. Favrot (2) on trouve souvent la catalepsie com-
binée avec l'hystérie, l'épilepsie, la chorée, des accès de
somnambulisme ; et bien d'autres exemples dont il sera
question complètent et confirment les observations de ces
auteurs.

Or, dans la plupart de ces cas, il serait aussi déraisonnable
de faire dépendre ces affections les unes des autres que de
méconnaître le lien commun qui les rapproche. Pour moi,
ces névropathies multiformes sont des expressions complexes
d'une même disposition morbide qui en domine le développement et réduit à l'unité les nombreuses indications thérapeutiques qui semblent découler de la diversité des symptômes. Cette multitude de phénomènes nerveux accumulés
chez les malades des observations 1, 2, 3, 6, 9, 15, par exemple, constituaient des manifestations multiples d'un état diathésique, la chlorose ; une seule influence pathologique, l'a-
némie, avait aussi donné naissance à l'hypochondrie et à la
paralysie générale chez ce jeune homme de l'observation 20e;
dans presque tous les faits rapportés par M. Lallemand, on
voit de même les pertes séminales produire à la fois l'hypochondrie, la mélancolie, diverses manies, etc. Ainsi de l'action du plomb : les individus soumis aux émanations saturnines éprouvent souvent des accidents nerveux très-variés,
l'épilepsie, la paralysie, l'amaurose, le délire qui peuvent
coexister, comme je l'ai vu une fois chez un jeune homme de
vingt ans, et comme on en trouvera des exemples dans l'ouvrage de M. Tanquerel des Planches. Je cite plus loin l'histoire d'une jeune fille cataleptique, puis épileptique et qui
devint plus tard imbécile : l'expulsion d'un tænia mit fin à ces
graves désordres (observ. 151e).

Dans l'observation 122e, empruntée à M. Golfin, la paralysie de la langue, une pleurodynie rémittente périodique, des
accès de fièvre intermittente avaient pour point de départ
unique un embarras gastro-intestinal, dont la guérison

---

(1) Loc. cit.
(2) De la catalepsie, etc. Thèse inaugurale, Paris, 1844, n° 10.

amena la disparition de tous les autres symptômes. Enfin, je pourrais multiplier ces citations, car les faits analogues abondent dans les recueils de médecine, mais celles qui précèdent suffiront, je pense, pour faire saisir ma pensée et en démontrer l'exactitude.

Je crois donc pouvoir l'affirmer, les complications et les combinaisons dont je parle sont bien plus souvent des manifestations simultanées de l'influence pathogénique à laquelle se rattache l'affection nerveuse primitive, qu'un résultat de cette affection. Aussi le titre d'hystérique ou d'épileptique, si fréquemment attribué à certaines névroses, doit-il être rejeté presque toujours comme susceptible de masquer aux yeux du médecin l'indication thérapeutique principale.

9º *Névroses sympathiques.*

Il n'est pas nécessaire d'expliquer ce que j'entends par *sympathies*. Tout médecin connaît ces relations intimes qui unissent entre elles les diverses parties de l'organisme, et depuis l'origine de la science tous les esprits ont été frappés de ces manifestations pathologiques déterminées dans des organes sains par les affections d'organes souvent éloignés. Les sympathies ne sauraient donc être révoquées en doute ; mais si elles sont démontrées jusqu'à l'évidence, lorsqu'il s'agit de maladies aiguës, il n'en est pas tout à fait ainsi en ce qui concerne les maladies chroniques. On conçoit très-bien, par exemple, les convulsions causées par les atroces douleurs d'une colique hépathique ou néphrétique, et le délire au milieu de l'angoisse qu'entraîne une pneumonie étendue ou une violente pleurésie (observ. 118ᵉ) ; sans comprendre absolument le mécanisme de ces phénomènes, on en a la perception confuse. Mais qu'un tænia, dont la présence n'est révélée par aucune souffrance locale, détermine la chorée ou la paralysie ; qu'une lésion de l'utérus à peine appréciable par ses symptômes ordinaires provoque l'hystérie ; qu'une altération indolore des reins entraîne l'épilepsie : voilà ce que l'on comprend moins, et l'on ne doit pas s'étonner si l'évidence de ces faits n'est pas manifeste pour tous. L'observation, cependant, ne laisse subsister aucun doute à ce sujet, et les sympathies déterminées par les affections chroniques sont aussi certainement démontrées que celles provoquées par les affections les plus aiguës.

L'ordre de causes dont je m'occupe est, après la chlorose, l'anémie et l'épuisement, celui qui donne lieu aux plus nombreuses névroses, et à ce titre il doit exciter un grand intérêt que, d'ailleurs, lui ont accordé les médecins de tous les temps. Hippocrate, Galien, Celse, et tous les auteurs anciens qui rapportaient l'hystérie soit aux mouvements de l'utérus, soit à quelque maladie de cet organe, la mélancolie, l'hypochondrie aux affections des viscères abdominaux, avaient fait des observations exactes qu'ils avaient interprétées d'une manière peu en rapport avec l'idée de sympathie. Mais, chez les médecins de cette époque, que l'on peut réellement appeler la renaissance médicale, c'est-à-dire de la fin du xviie et de tout le xviiie siècle, les sympathies morbides jouent un rôle considérable dans l'histoire des affections nerveuses. Sydenham, Boerhaave, Hoffmann, Dehaën, Sauvages, Cullen, Maisonneuve, Tissot surtout, dans leurs divisions étiologiques, n'oublient jamais les névroses sympathiques, dont ils rapportent des exemples assez nombreux. Malheureusement, comme je l'ai dit ailleurs, Broussais attribua aux sympathies une importance si exagérée, que la vérité comprise dans cette pensée fut submergée sous le flot de la réaction qu'il excita bientôt. Depuis, on est revenu avec plus de discernement et moins de passion à ces idées, et les névroses sympathiques sont presque universellement admises aujourd'hui.

J'essayerai d'énumérer quelques-unes des affections capables de donner lieu à ces curieuses manifestations morbides.

AFFECTIONS VISCÉRALES.

A. *Maladies thoraciques.* — Boerhaave, qui avait admis toute une classe de névroses sympathiques : « De sensorio communi per consensum affecto (1), » reconnaissait d'une manière générale des affections nerveuses par lésions intra-thoraciques (2). Hoffmann (3), Sauvages (4), Bosquillon (5), si-

---

(1) Loc. cit, t. II, p. 421.
(2) *Loc. cit.*, p. 421.
(3) *Loc. cit.*, p. 198, § XXIV.
(4) P. 303.
(5) Annotations à Cullen, t. II, p. 228. Cette paralysie est désignée sous le nom de *paralysie fébrile.*

gnalent la *paralysie* des extrémités supérieures par empyè-
me, et l'on en trouvera plus loin un exemple que j'ai recueilli
(observation 118e). Dans cette même observation un *délire*
violent fut la conséquence de la pleurésie suraiguë qui em-
porta la malade en trois jours. Tout le monde connaît d'ailleurs la fréquence du délire dans la pneumonie qui, chez les
enfans, donne même lieu à des *convulsions éclamptiques* et
au *coma*. Les affections chroniques du poumon paraissent
aptes comme les affections aiguës à développer des névroses
sympathiques ; la paralysie de l'observation 119e était peut-
être sous l'influence de la tuberculisation pulmonaire, et
M. Belhomme, dans un Mémoire sur la *folie sympathique* (1),
signale des aliénations mentales dont l'origine est dans une
lésion pulmonaire ; des faits analogues sont également indi-
qués dans le travail de MM. Bouchet et Germain (2) que j'ai
déjà cité.

B. *Maladies abdominales. — a. Gastro-intestinales.* Les
maladies du tube digestif sont peut-être de toutes celles du
corps humain les plus fertiles en sympathies nerveuses. Boerhaave s'en est spécialement occupé dans une remarquable
dissertation : « De actione nervorum ventriculi et primarum
viarum in sensorium commune (3), » et Tissot, dans son
chapitre des sympathies, en a de même reconnu toute l'importance, il est peu de névroses qui n'aient été observées
comme conséquence des divers états morbides de l'estomac
ou de l'intestin.

Fr. Hoffmann (4), Boerhaave (5), Jos. Frank (6) font mention de *l'épilepsie* provoquée chez les enfans par un mauvais état de l'estomac et l'acidification du lait. Sauvages (7),
Tissot (8), Cheyne (9), Maisonneuve (10), Jos. Franck (11),

---

(1) Mémoire lu devant la Société d'émulation de Paris ; janvier 1839.
(2) Mémoire cité, Annal. méd. psych., 1845, t. 1, p. 181.
(3) *Loc. cit.*, t. II, p. 453.
(4) *Loc. cit.*, p. 12, § XVIII.
(5) *Loc. cit.*, t. II, p. 602.
(6) *Loc. cit.*, t. III, p. 347.
(7) *Loc. cit.*, t. IV, p. 117.
(8) T. V, p. 148.
(9) *The Cyclop. of pract. med.*, t. II.
(10) Recherches et observ. sur l'épilepsie.
(11) *Loc. cit.*, t. III.

Esquirol (1), établissent une *épilepsie stomachique* ayant son point de départ dans quelque affection gastrique, étiologie reconnue aujourd'hui par M. Delasiauve (2). Les mêmes auteurs attribuent aussi parfois cette névrose à divers accidens du côté de l'intestin.

La *chorée* paraît avoir, dans quelque cas, une origine analogue; au moins Jos. Franck (3) l'admet à l'exemple de Bruckmann, et Bouteille (4) emprunte à Stahl, sous le nom de *chorée rhumatique*, un fort bel exemple de cette affection liée de toute évidence à un embarras gastrique fébrile et guéri par l'emploi des purgatifs (observation 121e). Certaines maladies gastro-intestinales peuvent aussi donner lieu à des *paralysies*. Hoffmann, Sauvages, Bosquillon parlent de faits de ce genre, et désignent en particulier la paralysie d'un bras ou d'un pied dans le cours de dysenteries épidémiques. Divers travaux contemporains viennent à l'appui de leurs assertions. M. Golfin (5) de Montpellier, auteur d'un travail intéressant sur les paralysies, établit que ces affections sont assez souvent sympathiques, et présente un cas survenu sous l'influence d'un embarras gastrique (6). Le docteur Kennedy (7), dans un Mémoire sur les paralysies idiopathiques des enfans, fait jouer un rôle analogue aux dérangemens intestinaux. L'observation 124e que j'ai recueillie dans le service de M. Sandras et les observations 122e et 123e publiées par M. Trousseau, constituent trois exemples de paralysie d'un bras et d'hémiplégie attribuables à la même espèce de causes. Je rappellerai encore un Mémoire du docteur Zabriskie (8) où l'on trouve plusieurs cas de paralysie paraissant liée à une affection des intestins. Quant aux faits recueillis dans le même sens par le professeur Graves (9), de Dublin, il me paraît im-

---

(1) Dict. de méd. et chir. prat., art. Epilepsie.
(2) *Loc. cit.*, p. 249 et suiv.
(3) *Loc. cit.*, t. III, p. 326.
(4) *Loc. cit.* p. 291.
(5) Revue médicale française et étrangère ; février, 1836.
(6) Observation 122e.
(7) Archiv. génér. de méd., 1850 ; juillet.
(8) De la paralysie sympathique d'affection des viscères ; Gaz. méd., 1842, t. X, p. 295.
(9) Archiv. génér. de méd., 1836, t. XI, p. 200 et suiv.

possible d'accepter l'appréciation qu'il en porte, et j'ai déjà cherché à en fixer la valeur (p. 49-51).

A côté de ces paralysies, il faut placer la *contracture des extrémités* décrite par Dance, Delaberge, MM. Imbert, Murdoch, Tonnelé, Delpech, et, plus récemment par M. L. Corvisart (1) qui a signalé la concomitance des accidens gastrointestinaux (2); cette coïncidence se trouve également indiquée chez les enfans par M. Constant (3), et moi-même, je l'ai plusieurs fois constatée chez l'adulte. Les observations 126e et 127e en sont des exemples.

La *mélancolie* et l'*hypochondrie* ont été souvent rattachées au même ordre de causes, et c'est avec raison. Rien n'est capable, en effet, d'influer sur le moral comme un mauvais état habituel des voies digestives. Aussi, presque tous les anciens auteurs reconnaissent-ils souvent cette origine à ces maladies, et on sait que Louyer-Villermay (4), à l'imitation d'Hoffmann (5), en avait placé le siége dans les viscères abdominaux et surtout l'estomac. M. Michea fait aussi jouer un certain rôle aux affections des premières voies dans la production de l'hypochondrie. MM. Bouchet et Germain (6) parlent de rapports qui existent entre les maladies des organes digestifs et l'*aliénation*; M. Belhomme (7), qui admet une *folie gastrique* en cite trois cas, et l'observation 132e est un exemple fort remarquable de ces relations morbides entre l'estomac et les organes de l'encéphale dévolus aux phénomènes psychiques.

D'autres formes de névroses peuvent encore prendre naissance à la même source. Tout le monde connaît les *vertiges* qui accompagnent l'indigestion, l'embarras gastrique, divers états dyspepsiques, la trop grande acidité du suc gastrique, la constipation, etc., et qui peuvent acquérir parfois

---

(1) Thèse; 1852.
(2) Cependant M. Corvisard, à l'exemple de M. Sée, attribue à cette affection une nature rhumatismale.
(3) Bulletin de thérapeutique, 1835, t. IX, p. 173.
(4) *Loc. cit.*
(5) *Loc. cit.*, chap. VI, p. 64.
(6) Mém. cit. Annales méd. psbychol., 1845, t. I, p. 181 et suiv.
(7) Mém. cit,

une intensité alarmante. Sauvages (1) parle d'un *tremble-ment* déterminé par les saburres qui se guérit par les éva-cuans : l'observation 133e est un fait de ce genre. M. San-dras (2) a appelé l'attention sur des *névralgies* intermitten-tes ou rémittentes liées à l'existence d'un embarras gastrique, et j'en rapporte un exemple (observation 134e). Enfin l'*amau-rose* a été observée dans les mêmes circonstances (observa-tion 135e), et Trnka (3) a parlé d'un *tétanos* spontané succé-dant à l'ingestion de substances alimentaires indigestes.

En terminant ce qui a rapport à l'influence des voies di-gestives sur la production des névroses, je ne puis m'empê-cher de signaler la concordance d'observations qui, tour à tour interprétées au gré des doctrines, n'en constituent pas moins un immense argument dans le sens des idées que je cherche à faire prévaloir. Les saburres des anciens, l'irrita-tion gastrique de Broussais, la dyspepsie de M. Beau sont trois créations dogmatiques dont les élémens, sinon identi-ques, au moins fort analogues, ont été puisés, il n'en faut pas douter, dans l'observation. Or, nous savons quel rôle les anciens, Broussais, et, de nos jours, M. Beau ont assigné à ces divers états dans la pathogénie des affections nerveuses. Toutefois, reconnaissons-le, la dyspepsie de M. Beau, dans les termes où il la formule, embrassant dans un seul cadre toutes ces dispositions morbides des premières voies, dont les classifications exclusives des systèmes ne comprennent qu'une partie, doit être considérée comme le résumé des connaissances médicales sur ce sujet.

b. Vers intestinaux. — Parmi toutes les causes morbides siégeant dans l'intestin, après la dyspepsie, nulle peut-être ne donne plus fréquemment lieu à diverses maladies ner-veuses que la présence d'entozoaires dans le tube digestif. Je ne ferai aucun effort pour démontrer que beaucoup de *con-vulsions* dans le jeune âge n'ont pas d'autre origine ; c'est une vérité devenue depuis longtemps vulgaire et mise hors de doute par des observations nombreuses. Mais des formes de

---

(1) *Loc. cit.*
(2) Bulletin de thérap., 1835, t. VIII, p. 65.
(3) *De tetano,* Vindob, 1777.

névroses moins communes se montrent dans les mêmes conditions, et chez l'adulte aussi bien que chez l'enfant. La plupart des anciens auteurs avaient, en particulier, fait mention
de l'*épilepsie*; toutefois, après avoir exagéré outre mesure
l'action des entozoaires intestinaux, les médecins ont fini
par la nier, et, de nos jours, M. Delasiauve est à peu près le
seul qui, s'élevant contre cet arrêt des contemporains, recon-
naisse, au contraire, cette cause comme l'une des plus actives parmi celles qui ont une origine abdominale, et il fait remarquer avec raison qu'une circonstance capable de déterminer la folie, les convulsions multiformes, le coma, etc.,
peut aussi donner lieu à l'épilepsie. D'ailleurs, les recueils et
les traités de médecine sont riches en observations que rien
n'autorise à suspecter. (Voir les observations 140e, 141e, 142e,
143e et 144e.)

La *chorée* reconnaît assez souvent la même cause comme
l'avaient très-bien indiqué Stahl, Gaubius et Bouteille; et l'on
doit s'étonner que J. Frank, MM. Blache, Guersent et Sée
aient cru devoir nier dans cette affection, l'influence des vers
intestinaux. Que la danse de saint Guy ne soit pas toujours
guérie par des anthelmintiques, même quand ils font rendre
des vers; que la présence d'entozoaires dans le tube digestif
soit fort souvent une simple coïncidence, je suis le premier à
l'admettre. Mais lorsqu'un individu choréique depuis longtemps et sans cause apparente, se trouve brusquement guéri
quelques jours ou quelques heures après l'expulsion des lombrics ou d'un tœnia, j'avoue que si ce fait se présente un certain nombre de fois, je me croirai autorisé à établir entre
ces parasites et la maladie nerveuse un rapport de cause à
effet. Or, les observations que j'ai réunies ne me laissent
aucun doute à cet égard, et malgré l'autorité des noms
que j'ai cités, je crois qu'il serait imprudent de ne pas remplir cette indication dans les cas où elle peut être soupçon-
née.

Si j'excepte Tissot (1), je n'ai vu la *paralysie* désignée dans
aucun auteur comme pouvant résulter de l'existence de vers

---

(1) Loc. cit., t. III, p. 60. Tissot indique, outre la paralysie, la catalepsie, les
convulsions, la cécité, la surdité, l'aphonie.

intestinaux. Cependant, on trouvera page 100 deux observations capables de fixer l'attention sur ce point d'étiologie. Enfin Tissot avait indiqué la *catalepsie* dans les mêmes circonstances, et les trois observations 151e, 152e, 153e sont des exemples de *névroses cataleptiformes* liées à des affections vermineuses. M. L. Cerise a rencontré encore un cas de *toux nerveuse* due à cettte influence ; M. Constant, dans la note que j'ai citée, a parlé de vers intestinaux comme cause de *contracture des extrémités* chez les enfants, et M. Lucien Corvisart (1) rapporte un fait de ce genre, d'après MM. Meurisset et Bourdon.

c. Maladies du foie, de la rate et du péritoine. — Je passerai rapidement sur cette partie de l'étiologie des névroses et, tout en signalant avec beaucoup d'auteurs anciens et modernes les affections de la rate et du foie comme capables de déterminer aussi des troubles nerveux sympathiques, j'avouerai qu'en dehors des convulsions produites par leurs maladies aiguës, les coliques hépatiques, par exemple, je n'ai pu réunir que des matériaux insuffisants. Cependant, Sauvages (2) avait fait mention de la *paralysie bilieuse* succédant à la colique bilieuse, et M. Fouquier citait dans ses cours une observation de paralysie consécutive à une colique hépatique. Le docteur Zabriskie, dont j'ai déjà signalé le travail, rapporte un exemple asssez concluant d'une affection paralytique intermittente compliquant une maladie du foie et en suivant toutes les phases. Dans l'observation 139e qui m'est propre, la *contracture permanente* des membres coïncidait avec une péritonite chronique, sans qu'il soit possible d'affirmer qu'elle en ait été la conséquence ; mais chez la malade de l'observation 138e la contracture des membres droits, les hallucinations, le strabisme, etc., paraissaient bien dépendre de la péritonite aiguë qui a causé la mort.

d. Menstruation et maladies de l'utérus en état de vacuité. — Tout le monde connaît le rôle immense que l'on a fait jouer depuis Platon et Hippocrate à l'utérus dans la production de *l'hystérie*, tour à tour animal mobile au milieu de l'orga-

---

(1) Thèse citée, p. 75.
(2) Loc. cit., t. VII, p. 303.

nisme (Platon, Hippocrate, etc.), réceptacle d'impuretés réagissant sur l'encéphale (Galien, Hoffmann (1), centre d'irradiation irritative avec l'école physiologique, etc.

Malheureusement, cette importance de l'utérus, outre qu'elle a été singulièrement exagérée, n'a pas toujours été appréciée avec justesse. Sans nier l'influence de ses maladies sur le développement de divers accidens nerveux et précisément parce que je l'admets, je crois qu'il est urgent de s'entendre sur leur mode d'action. La matrice se rattache au reste de l'économie par des sympathies nombreuses, sans doute ; mais est-il bien sûr que ces sympathies soient plus intimes, plus faciles à éveiller qu'on ne l'observe pour d'autres organes, comme chacun l'assure ? Eh bien ! on me permettra d'exprimer des doutes à ce sujet. On a l'habitude de parler du rôle de l'utérus dans les maladies nerveuses sur la foi de la tradition plutôt que de l'observation, et lorsque chez une femme une névrose coïncide avec une affection de cet organe, on affirme hardiment que l'une a engendré l'autre, et personne ne s'avise de contredire. C'est là un article de foi. De même, dès qu'une femme devient enceinte, on ne manque pas de mettre sur le compte des changemens survenus dans la matrice tous les phénomènes nerveux de la grossesse. Or, j'en suis convaincu, si ces appréciations sont souvent exactes, souvent aussi elles sont erronées, et l'état de l'utérus n'est pas le seul élément de l'affection nerveuse : presque toujours coexistent d'autres conditions morbides qui, tout au moins, en favorisent les effets. Pendant une année d'internat dans le service de M. Robert, j'ai porté spécialement mon attention sur ce point, et je puis affirmer qu'au milieu de deux salles de femmes, en grande partie occupées par des malades portant des lésions utérines, j'ai eu de la peine à trouver quelques cas d'hystérie franche ou même de symptômes nerveux hystériformes ; et ceux que j'ai rencontrés coïncidaient non-seulement avec une affection de matrice,

---

(1) Hoffmann, *loc. cit.*, chap. V, p. 50, définit l'hystérie : « Affectus generis nervosi spasmodico-convulsivus ex utero a lympha et sanguine in ejus vasis retento vel corrupto proveniens et per nervos ossis sacri ac lumbares et totam medullam spinalem, universi corporis partes nervosas plus minus infestans. »

mais aussi, *presque toujours*, avec une chlorose ou chloro-anémie des plus évidentes, ou au moins avec des phéno-mènes dyspepsiques. Au contraire, dans le service de M. San-dras, où les maladies utérines étaient extrêmement rares et les chlorotiques très-nombreuses, les accidens hystériques de toute forme abondaient dans les salles. Ces faits et tant d'autres dont il a été question à l'occasion de la chlorose me portent à croire que cette dernière affection pourrait bien avoir eu autant de part au développement de l'hystérie que l'affection utérine, dans les cas auxquels je fais illusion. Mal-heureusement, les phénomènes de la chlorose se confondent avec ceux de la maladie de matrice, ou sont masqués par eux : la gastralgie, la leucorrhée, l'aménorrhée ou la dysmé-norrhée, voilà des symptômes qui, pris isolément, peuvent appartenir à l'une et à l'autre de ces conditions pathologi-ques, et ce n'est qu'avec une certaine attention qu'on par-vient à distinguer ce qui appartient à chacune d'elles. La chlorose doit donc souvent passer inaperçue dans ces cir-constances, d'autant mieux, je le répète, que le faciès clas-sique de cet état fait presque toujours défaut ; aussi attribue-t-on fréquemment à la lésion utérine ce qui, réellement, est un effet de la chloro-anémie.

Pour ma part, je crois que les affections des organes gesta-teurs ont vis-à-vis des névroses un mode d'action assez com-plexe, et voici comment je le comprends :

Supposons un premier cas : chez une femme chlorotique se manifeste peu à peu une prédominance marquée du sys-tème nerveux et, enfin, les phénomènes propres à l'état nerveux ou, si l'on aime mieux, à la mobilité nerveuse ; mais, jusque-là, pas d'hystérie proprement dite. Survient une grossesse, une affection utérine, une métrite, un dépla-cement ou une cause quelconque de dysménorrhée ; c'est un élément de plus à ajouter à l'état morbide, et la mobilité nerveuse s'accroît de l'irritation nerveuse sympathique pro-voquée par la maladie utérine ; l'hystérie éclate. Et comme elle se développe après l'apparition des accidens utérins, elle passe pour leur conséquence.

D'autres fois, c'est une maladie de la matrice qui se pro-duit chez une femme à constitution nerveuse, mais bien portante d'ailleurs. Chez elle la sensibilité est exquise, les sympathies sont vives ; un certain état de souffrance générale s'établit, l'organisation s'affaiblit, la santé s'altère ; arrivent les troubles de la digestion, puis insensiblement les phénomènes de la chlorose et de la mobilité nerveuse. Et alors, qu'une circonstance accidentelle se présente, une émotion vive, une frayeur, un chagrin, la joie, la colère, immédiatement l'hystérie se manifeste. Sans doute, en pareil cas, l'affection utérine a été le point de départ du mal, mais d'une manière indirecte et de telle sorte que les indications curatives sont essentiellement modifiées.

Or, on se tromperait en supposant que je vise à faire ici de la médecine ingénieuse ; j'exprime ce que j'ai vu et j'affirme qu'alors, si, négligeant la matrice, on s'occupe de l'état général, on amendera les symptômes nerveux et l'on rendra ainsi traitables les lésions de l'utérus qu'une extrême susceptibilité nerveuse transformait en de véritables *noli me tangere.*

Enfin, cependant, il existe des cas où, sans aucun doute, les phénomènes névropathiques sont bien certainement sympathiques et directement sous la dependance de l'état de l'utérus.

Outre l'*hystérie* désignée par tous les auteurs comme un des effets les plus ordinaires des affections de l'organe gestateur et des troubles de la menstruation, Forestus (1), Hoffmann (2), Fernel (3), Sauvages (4), Sennert (5), Tissot (6), Maisonneuve (7) et, de nos jours, M. Delasiauve (8) ont admis une *épilepsie utérine.* M. Marotte (9), dans un mémoire récent, a étudié l'épilepsie dans ses rapports avec la menstruation et en a publié un cas observé sur une jeune fille

----

(1) De cerebris morbis, lib. X, obs. 66.
(2) Loc cit., t. III, § 18.
(3) Patholog., lib. V, cap. III. Opéra omnia, p. 408.
(4) Loc cit., p. 117, t. IV.
(5) De symptomatibus quæ feminis ex utero accidunt, lib. IV, page 2, sect. 3, cap. VII.
(6) Loc. cit., t. III, p. 87 et suiv.
(7) Loc. cit.
(8) Loc. cit., p. 251.
(9) *Revue méd. chir.*, Paris 1851, p. 257.

dysménorrhéique chez laquelle, bien manifestement, les accès convulsifs coïncidaient avec la menstruation et résultaient des douleurs utérines très-vives qui tourmentaient la malade à chaque époque. Mais, comme je l'ai dit ailleurs, et d'après la remarque très-judicieuse de M. Marotte, la chlorose dominait tous les accidens, et la guérison définitive fut obtenue par un traitement ferrugineux qui modifia l'état diathésique et régularisa l'éruption menstruelle.

Certains faits tendent aussi à prouver que la *chorée* peut être sympathique de quelques affections utérines. Lisfranc (1) a fait connaître une observation de ce genre dont on trouvera le résumé p. 101 (obs. 159ᵉ) et M. Sée (2) a signalé également l'influence de la menstruation sur le developpement de cette névrose. On est d'ailleurs porté à admettre cette étiologie, lorsque l'on sait que la danse de saint Guy est une conséquence assez fréquente de la grossesse.

Je ne crois pas qu'on ait considéré les affections de matrice comme pouvant être une cause directe de *paralysie* ; au moins n'ai-je trouvé dans les auteurs aucune indication précise à ce sujet. Lisfranc a pourtant vu deux fois une paraplégie ancienne disparaître rapidement après la guérison d'une maladie de cet organe, (3) et j'observe actuellement une paralysie du diaphragme et des muscles abdominaux évidemment liée à un déplacement utérin.

Les désordres de la menstruation et les lésions de l'utérus paraissent avoir souvent provoqué *l'aliénation mentale*, si l'on en croit beaucoup d'aliénistes, Esquirol en particulier (4). M. Belhomme, dans le travail auquel j'ai déja fait allusion, reconnaît cette origine à certaines folies et en cite trois exemples. On trouve trois cas analogues dans le mémoire de MM. Germain et Bouchet; enfin Lisfranc en rapporte deux observations d'autant plus intéressantes que la guérison de la maladie utérine a été suivie du retour à la raison (5).

---

(1) *Journ. des connaiss. méd.-chir.*, novembre 1842, p. 179-182.
(2) Loc. cit., p. 441-442.
(3) Loc. cit., p. 181.
(4) Loc. cit., t. II, p. 140 et 235.
(5) Loc. cit., p. 179-180.

e. Grossesse. — L'influence de la grossesse sur la production des maladies nerveuses est un fait trop connu pour qu'il soit besoin de chercher à la démontrer. Mais l'etude de cette cause soulève quelques réflexions importantes pour la pratique. On a contesté récemment l'action sympathique exercée sur le système nerveux par la matrice pendant la gestation, et l'on a pensé qu'il fallait chercher une autre explication des désordres observés. Les analyses du sang des femmes enceintes faites par MM. Andral, Gavarret, Becquerel, Rodier et Raynaud, et des investigations cliniques nombreuses ayant démontré la fréquence de la chlorose et de l'anémie pendant la grossesse, M. Cazeaux a cru pouvoir rapporter la plupart des phénomènes névropathiques qui l'accompagnent à ces altérations du sang (1).

Cette appréciation est trop conforme à la manière de voir que j'ai exposée page 85 pour que je ne l'accepte pas, au moins dans ce qu'elle a de général. Mais ce serait, je pense, mal interpréter les faits que d'adopter cette opinion comme exprimant la vérité absolue et rendant compte de tous les cas. L'état de l'utérus dans la période puerpérale réagit, il n'en faut pas douter, sur toute l'économie, et beaucoup d'accidens nerveux propres à ce temps de la vie des femmes doivent être considérés comme des manifestations sympathiques. La dyspepsie et les vomissemens nerveux qui, chez grand nombre de femmes, constituent les premiers symptômes de la grossesse, ne sont assurément pas les effets de la chlorose ; l'état nerveux, les modifications rapides dans les goûts et le caractère qui s'observent chez d'autres dès les premières semaines ne peuvent, non plus, être rattachés à cette cause, enfin ces névroses des observations 170e, 172e, 173e, développées peu de temps après la fecondation et brusquement guéries après la délivrance, dépendaient bien certainement de l'état de l'utérus et non d'une altération du sang, car alors elles auraient persisté plus ou moins longtemps après l'accouchement. L'influence sympathique de la gestation ne peut donc être mise en doute ; seulement, il ne faut jamais perdre de vue la coïncidence très-commune de

____

(1) Traité des accouchemens, Paris, 1853, p. 300 et suiv.

la chloro-anémie, condition si favorable déjà au développement des névroses et toujours capable d'ajouter au moins à
la susceptibilité du système nerveux. De là ces indications
thérapeutiques complexes sur lesquelles j'ai insisté et j'insisterai de nouveau, car elles constituent souvent tout le se ·
cret du traitement des affections nerveuses.

Outre la chlorose et l'anémie, un autre état pathologique
complique souvent la grossesse ; je veux parler de l'albuminurie. Malheureusement, nous savons bien peu de chose sur
les conditions morbides qui donnent lieu à ce trouble de la
sécrétion urinaire, car l'altération des reins qui l'explique
dans la maladie de Bright ne saurait être invoquée dans tous
les cas que j'ai en vue. De plus, malgré les coïncidences si fréquemment signalées, nous ignorons encore la nature des rapports qui existent pendant la gestation entre l'albuminurie et
les accidens qu'elle accompagne.

La plupart des névroses ont été rencontrées chez la femme
enceinte, et l'on doit s'attendre à observer les formes les plus
variées et les plus insolites. Les *convulsions* de la grossesse
ont été confondues par les auteurs sous le terme générique
d'*éclampsie*. Il existe, en effet, des accidens convulsifs particuliers qui méritent exclusivement cette dénomination et qui
doivent être séparés de l'*épilepsie* propre à l'etat puerpéral
signalee par Tissot (1), Fernel (2), Landré-Bauvais (3), Maisonneuve (4) et M. Delasiauve (5).

On ne doit pas s'étonner de voir l'*hystérie* compliquer la
grossesse, car deux des circonstances les plus propres à lui
donner naissance concourent alors à l'engendrer, une condition presque pathologique de l'utérus et la chlorose. Aussi est-
elle indiquée par presque tous les auteurs, en particulier par
M. Landouzy (6).

Bouteille, qui a établi sans discernement un si grand nombre d'espèces de *chorée*, n'a pas parlé de celle qui survient

---

(1) Loc. cit., t. V, p. 148.
(2) Loc. cit., lib. V, cap. III. p. 408.
(3) Maisonneuve, Thèse inaugurale, 1803, p. 248.
(4) Recherches et Observations sur l'épilepsie.
(5) Loc. cit., p. 233.
(6) Traité de l'hystérie.

pendant la gestation ; on ne trouve même dans les auteurs modernes que de vagues indications de cette étiologie. M. Sée la signale, il est vrai, mais non sans quelques réserves. Les exemples propres à la faire admettre ne sont cependant pas rares et j'en rapporte trois (p. 102). Il en est de la *paralysie* comme de la chorée, elle est à peine mentionnée parmi les phénomènes nerveux qui accompagnent la grossesse. P. Frank (1) et après lui le docteur Simpson (2) l'avaient pourtant signalée dans ces circonstances. Tout récemment, l'un de mes anciens collègues des hôpitaux, M. Boulay, a essayé d'attirer l'attention sur ce point dans une note fort bien faite, insérée dans le *Bulletin de thérapeutique* (3), et les faits que je présente p. 102 me semblent de nature à confirmer ses conclusions. Je crois devoir ajouter que M. le docteur Depaul m'a dit avoir observé plusieurs cas de ce genre. Enfin, je crois inutile de rappeler les symptômes nerveux spéciaux au tube digestif chez la femme enceinte ; la *gastralgie*, la *dyspepsie*, les *vomissemens nerveux*, les *dépravations de l'appétit* sont des phénomènes bien connus même des personnes étrangères à la science ; il serait oiseux d'insister à leur sujet.

M. Cazeaux, dans son *Traité des Accouchemens*, cite deux cas d'*amaurose* pendant la grossesse (4) ; je rappellerai que Sauvages avait indiqué les mêmes faits. On connaît en outre tous les troubles des facultés intellectuelles désignés sous le nom de *manie puerpérale*, et j'ajouterai que l'*hypochondrie* et la *mélancolie* se rencontrent parfois dans les mêmes circonstances ; remarque également faite par M. Cazeaux (5).

f. Accouchement. — Je ne m'arrêterai pas sur cette cause bien reconnue d'accidens nerveux, je dirai seulement qu'on a observé pendant le travail la plupart des formes convulsives, l'épilepsie, l'hystérie, le tétanos, l'éclampsie, la catalepsie ; on a aussi rencontré l'amaurose, du délire, etc. Je renverrai pour plus de détails aux divers traités d'accouchemens.

---

(1) Loc. cit.
(2) In Monthly journal of medicine, octobre 1847.
(3) 1853, t. XLIV, p. 97 et 244.
(4) 1853, p. 335.
(5) Loc. cit., 336.

État post-puerpéral.—Je veux désigner sous ce nom cette aptitude morbide particulière qu'on observe pendant les premières semaines qui suivent l'accouchement. Or, sans chercher à pénétrer ce qu'il y a de mystérieux dans certains accidens auxquels sont exposées les femmes durant cette période, l'analyse des circonstances qui la précèdent et l'accompagnent me paraît capable de fournir des indications thérapeutiques précieuses.

Rappelons-nous, en effet, tous les accidens ordinaires de la grossesse, la chlorose, l'anémie, les dépravations de l'appétit, les désordres de la digestion, la faiblesse et les mille accidens névropathiques dont elle se complique ; puis l'accouchement, les pertes sanguines et l'ébranlement nerveux qui en constituent les phénomènes habituels et presque inévitables. Que de causes favororables au développement des névroses accumulées à la fois sur le même système ! et bientôt, faisant suite à tant et de si violentes secousses, les évacuations lochiales, le travail sécrétoire qui s'établit, l'allaitement, sources nouvelles d'épuisement et de prédominance de l'élément nerveux. Quand nous voyons une seule de ces circonstances provoquer l'hystérie, l'épilepsie, des troubles intellectuels, etc., devons-nous être étonnés si tant de conditions morbides réunies sont capables d'engendrer des accidens analogues, si des circonstances peu importantes, le froid, une émotion, la suppression des lochies ou de la sécrétion mammaire suffisent au milieu de semblables predispositions à produire des effets qu'elles ne détermineraient pas dans un état de santé différent ?

Telles paraissent être les sources principales des indications curatives dans les affections nerveuses qui naissent au milieu de l'état post-puerpéral ; telles sont au moins les déductions auxquelles on arrive par l'examen de certains faits. Aussi n'ai-je placé cet ordre de causes dans cette catégorie que pour obéir à l'usage, car les maladies qu'il détermine ne sont pas sympathiques, mais bien réellement symptômatiques. J'en dirai autant de celles qui résultent d'un allaitement prolongé, et dont j'ai fait, d'ailleurs, mention dans un autre article (épuisement par causes physiques, p. 44).

D'après ce qui précède, on devrait considérer l'état post-

puerpéral comme très-fécond en affections nerveuses ; cepen·
dant, si j'excepte *l'aliénation mentale*, fréquemment observée (1), on ne trouve dans les auteurs que bien peu de faits
propres à appuyer cette appréciation. L'épilepsie, la chorée
et l'hystérie ont été vaguement indiquées sans aucune donnée positive. M. Trousseau a publié une note sur certaines
paralysies particulières aux nourrices (2), et l'on trouve dans
le journal de Bruxelles (3) un travail de M. Aug. Frédérick
sur les *névralgies* post-puerpérales ; mais ce sont les seuls
élémens que je sois parvenu à réunir sur un ordre de causes
dont on est pourtant autorisé à proclamer l'importance,
comme l'a très-bien compris M. Delasiauve au sujet de l'épilepsie (4). C'est donc un point de l'étiologie des névroses qui
nécessite des recherches nouvelles, et qu'il faut désigner
comme méritant la sérieuse attention des observateurs.

g. Maladïes des voies urinaires.—Je comprendrai sous ce
titre les maladies des voies urinaires de l'homme et de la
femme et celles des organes génitaux chez les hommes. Ces
affections ont donné lieu à de fréquentes névroses : Hoffmann, Tissot, Portal, etc., en ont rapporté des exemples ;
mais, outre les faits isolés répandus dans la science, il faut
surtout consulter à ce sujet le *Traité des maladies des reins*
de M. Rayer (5).

M. Rayer a spécialement étudié les rapports des maladies
des reins avec celles du système nerveux, et, bien que la plupart des faits consignés dans son ouvrage constituent de simples coïncidences, beaucoup aussi démontrent l'influence pathogénique des lésions des voies urinaires à l'égard des névroses. L'auteur rapporte des cas assez nombreux *d'accidens
convulsifs* déterminés par des néphrites, des kystes des reins
et d'autres alterations de ces glandes. Il cite, entre autres,
l'épilepsie (6), que Hoffmann (7), Lamotte (8), Bonet (9), Tis-

---

(1) Esquirol, loc. cit., t. II, Manie et démence, étiologie ; Bouchet et Germain, loc. cit.—Observ., 79, 80, 81, 82.
(2) Gaz. des hôp., 1846, p. 169.
(3) Mai 1848.
(4) Loc. cit., p. 234.
(5) Paris, 1841.
(6) Dans la pyélite calculeuse, t. III, p. 153.
(7) Loc. cit., § 18, p. 12.
(8) Chirurgie, obs. 174e.
(9) Sépulcr., lib. 1, sect. 12. obs. 14e.

sot (1), avaient observé déjà chez des calculeux, ou à l'occasion de tout autre désordre du côté des organes urinaires. d'une rétention d'urine, par exemple (2), et M. Delasiauve ne paraît pas éloigné d'admettre cette étiologie. Le *délire* paraît aussi assez commun dans des circonstances semblables (3), et l'on n'en saurait douter lorsqu'il s'agit d'un etat morbide aigu. Récemment plusieurs travaux ont eté publiés dans le but de démontrer que certaines *paralysies* ont une origine analogue. Je citerai de nouveau l'ouvrage de M. Rayer (4), les recherches du professeur Graves, de Dublin (5), un mémoire de M. Edward Stanley (6) et la thèse de M. Leroy d'Etiolles (7) où sont rapportés des faits confirmatifs. Enfin tout le monde connaît la tendance à l'*hypocondrie* si commune chez les gens atteints d'une affection des voies génito-urinaires. Je présente une courte observation de ce genre, et à ce sujet je reviendrai encore sur l'espèce d'influence exercée par ces états pathologiques. Comme je l'ai dit bien souvent dejà, ils n'agissent pas toujours exclusivement par sympathie : ainsi, chez le malade de l'observation 187e, une préoccupation excessive au sujet de sa position, un régime peu convenable à son grand âge, la perte continuelle d'une certaine quantité de sang, étaient les principaux élémens de la maladie nerveuse qui fut promptement modifiée par un traitement analeptique.

MALADIES GRAVES ET FIÈVRES ÉRUPTIVES.

Souvent, au début ou dans le cours d'une fièvre typhoïde, d'une variole, d'une rougeole, d'une scarlatine, etc., on observe des phénomènes nerveux d'un caractère plus ou moins inquiétant ; du *délire*, des *convulsions* signales par tous les auteurs ; parfois même de véritables *symptômes épileptiques*

---

(1) Loc cit., t. V, p. 48.
(2) Tissot, loc. cit., t. III, p. 74.
(3) Rayer, loc. cit., — Schenck, De lithuasi renum symptomat., obs. médic., p. 450.
(4) T. III, p. 168, obs. 29. M. Rayer dit avoir vu trois faits analogues.
(5) *Arch. gén. de méd.*, 1836, t. XI, même cit., p. 200.
(6) Le l'irritation de la moelle et de ses nerfs dans les maladies des reins, London, Medical Transactions, t. XVIII, p. 260.
(7) Paris, 1850.

comme Tissot (1), Huxham, Maisonneuve (2) paraissent
l'avoir constaté et comme on en rencontre de fréquens exemples chez les enfans sous le nom d'*éclampsie* (3). Tel paraît
avoir été le cas de ce jeune garçon de l'observation 190ᵉ.
Un accident sympathique encore très-commun dans ces affec-
ctions, c'est la *contracture des extrémités*, ainsi que l'a fait
remarquer M. L. Corvisart et d'après ma propre observation.
Je l'ai surtout rencontrée chez de nombreux malades pendant l'épidémie de fièvre typhoïde qui régna dans l'hiver de
1852-53.

AFFECTIONS EXTERNES.

On s'étonnera peut-être de voir figurer dans l'étiologie
des névroses des affections propres aux parties extérieures
du corps. Un peu de réflexion fera taire cette surprise,
car, certainement, les parties externes ne sont pas unies
au système nerveux par des sympathies moins intimes
que les parties internes. Les manifestations nerveuses qui
accompagnent les grandes opérations pratiquées sur les
membres, les brûlures, les vastes abcès, l'érysipèle ambu-
lant, les contusions du sein ou du testicule, en sont la
preuve incontestable. Parmi ces manifestations, l'une des
plus ordinaires est le *délire* si communément observé
dans les cas que je viens d'énumérer. Il est à peine nécessaire de rappeler aussi le *tétanos*, qui est le plus souvent la
conséquence de diverses lésions externes. Mais, en dehors
de ces symptômes bien connus, les annales de la médecine
contiennent des faits plus rares et sur lesquels j'appelle particulièrement l'attention. Certaines affections douloureuses
et même indolores ont quelquefois donné lieu à l'*épilepsie*.
Maisonneuve admet une épilepsie « par irradiation venant
des parties externes » et avec Hoffmann et Tissot attribue
dans certains cas cette névrose au travail de la dentition
chez les enfans, à l'odontalgie chez l'adulte. M. Delasiauve,
qui rapporte les mêmes faits, cite d'après Heurnius un exem-

---

(1) Loc. cit., t. V.

(2) Maisonneuve indique très-positivement l'épilepsie « qui survient passagèrement chez les enfans dans l'éruption de la petite vérole, de la rougeole, etc. »

(3) Rilliet et Barthez, t. II, p. 474.

ple dans lequel la maladie est rattachée à la sensibilité exagérée d'un testicule. On trouvera, page 105, deux observations d'épilepsie, survenue après l'introduction d'un corps
étranger dans l'oreille et guérie par son extraction ; dans les
observations 197e et 198e des névrômes sont le point de départ du mal, et l'opération met fin aux accidens convulsifs.
Ailleurs, avec les mêmes causes, on a observé la *chorée ;* j'en
rapporte deux exemples remarquables (*obs.* 193e, 194e). Enfin, l'*hystérie* même peut reconnaitre un point de départ
analogue comme, par exemple, dans l'observation 192e.

Observations de Névroses sympathiques.

OBSERVATIONS CXVI. CXVII. — Deux observations de folie paraissant
liée à l'existence de tubercules pulmonaires (Belhomme, Mémoire
cité.)

OBSERVATION CXVIII. — Paralysie d'un bras et délire, sympathiques
d'une pleurésie purulente sur-aigué.

Résumé. — Une-femme âgéc de quarante-quatre ans était dans le
service de M. Sandras à l'hôpital Beaujon pour un état de contracture
permanente de tous les muscles des deux membres inférieurs, qui durait depuis plusieurs années. Les membres supérieurs n'étaient le
siége d'aucun symptôme appréciable. Le 8 avril 1852, dans la soirée,
au milieu de toutes les appareuces de la santé, elle fut prise subitement de frisson et d'une douleur violente dans le côté droit du thorax,
douleur augmentant par les mouvemens, la pression et la respiration,
et qui s'accrut à un haut degré pendant la nuit. Le 9, à la visite, la
douleur paraissait atroce, la physionomie exprimait une grande souffrance, et la malade poussait des cris continuels ; ni la percussion ni
l'auscultation ne fournissaient aucun signe manifeste, et le bruit respiratoire était seulement un peu obscur à droite.—Pouls petit, con-
centré, mais rapide ; peau chaude.

Le soir, l'anxiété est plus vive, la figure est décomposée, délire
léger. Obscurité considérable du murmure respiratoire en arrière et
à droite, mais ni râle, ni souffle ; diminution de la sonorité sans ma-
tité absolue.

10. Angoisse et dyspnée extrêmes, figure pâle, légèrement cyano-
sée, couverte de sueurs, délire, pupilles inégales, présentant des va-
riations fréquentes et spontanées, ne variant pas sous l'influence de la
lumière.

Le soir, même état ; de plus, le membre supérieur droit est entièrement privé de sentiment et de mouvement ; quand on l'élève, il re-
tombe comme une masse inerte ; si on le pique, la malade ne fait au-

cun effort pour le retirer, et ne donne aucun signe de douleur, ce qui est bien différent à gauche.

11. La mort paraît imminente ; plaintes, cris, délire, perte complète de connaissance ; même état des pupilles, même état de paralysie du membre supérieur droit : suffocation.

Mort dans la nuit du 11 au 12.

Autopsie. — La moelle au-dessous des origines du plexus brachial présente en plusieurs points une altération dont je ne puis indiquer les détails ici, mais au-dessus et au niveau des origines des nerfs brachiaux elle est parfaitement saine, et l'on n'y peut rien découvrir qui puisse expliquer la paralysie du membre supérieur droit ; le cerveau, le cervelet, etc., sont partout complétement intacts ; aucune trace d'inflammation, ni même d'injection dans les méninges cérébrorachidiennes. — Les origines des plexus brachiaux, les faisceaux qui composent ces plexus, les nerfs qui en émanent ne présentent absolument rien d'anormal, et l'on ne trouve à leur voisinage aucune cause de compression.

La plèvre droite, fortement injectée et présentant par places de véritables ecchymoses, est couverte de fausses membranes récentes infiltrées d'une grande quantité de pus, mais sans collection de liquide. Le poumon présente les altérations propres à l'hépatisation rouge.

OBSERVATION CXIX.— Paralysie de la main chez une femme tuberculeuse.

Résumé. — Une femme de cinquante et un ans, entrée le 5 juillet 1851 dans le service de M. Sandras, présentant un état de décrépitude profonde et les symptômes d'une affection tuberculeuse du poumon, fut prise quelques jours avant sa mort d'une paralysie de la main et de l'avant-bras gauches, sans aucune cause appréciable.

A l'autopsie, le cerveau, la moelle, les origines nerveuses, le plexus brachial et ses nerfs, les vaisseaux du bras et de l'avant-bras furent trouvés dans un état d'intégrité parfaite ; cavernes tuberculeuses dans les poumons.

OBSERVATION CXX.— Chorée survenue dans le cours d'un état saburral des voies digestives, guérie par les purgatifs. (Bouteille, *Traité de la Chorée*, p. 291 ; observation présentée comme un cas de chorée rhumatismale d'après Stahl).

OBSERVATION CXXI.— Embarras gastrique, fièvre rémittente, paralysie de la langue, pleurodynie rémittente à exacerbations périodiques, puis fièvre intermittente double tierce, tartre stibié, guérison presque subite de la paralysie de la langue ; sulfate de quinine, magnésie calcinée à dose purgative ; disparition de tous les autres symptômes. (Professeur Golfin, de Montpellier, *Revue Médicale*, février 1836.)

OBSERVATION CXXII, CXXIII. — Deux observations d'hémiplégie sous l'influence d'un état saburral (clinique de M. Trousseau, *Gaz. des hôp.*, 1841, p. 192).

OBSERVATION CXXIV. — Paralysie du sentiment de la main et de l'avant-bras gauches à la suite de vomissemens.

Résumé.— Un homme de soixante ans éprouvait presque régulièrement tous les trois mois des symptômes cholériformes assez intenses : diarrhée séreuse, vomissemens, crampes dans les jambes. Le 29 sept. 1851, il fut pris de ces accidens ; après un vomissement, il s'aperçut que la main et l'avant-bras gauches étaient restés frappés d'insensibilité. En effet, quand il se présenta à l'hôpital Beaujon, on pouvait pincer, piquer, toucher ces parties sans qu'il s'en aperçût ; il n'appréciait plus les températures.

Il y avait quelques vertiges, mais aucun autre symptôme du côté de l'encéphale ; langue blanche, verdâtre à la base ; nausées.

1er *octobre.* — L'état du tube digestif est meilleur, l'appétit est revenu ; il est soumis à l'électrisation au moyen du balai métallique ; dès la première séance le sentiment reparaît, et après cinq jours de séjour dans le service de M. Sandras, il sort parfaitement guéri.

OBSERVATION CXXV. — Colite chronique, paraplégie ; insuccès des moyens dirigés contre la lésion supposée de la moelle épiniere; guérison de la colite par les sangsues ; guérison de la paraplégie en trois semaines (Zabriskie, mém. cit. *Gaz. Méd.* 1842, t. X, p. 296).

OBSERVATION CXXVI. — Contracture des extrémités; emploi des saignées et des ventouses; aucun résultat. Purgatifs, amendement, puis guérison. (Hérard, *Gaz. des hôpitaux*, 1845, p. 248.)

OBSERVATION CXXVII. — Plusieurs cas de contracture des extrémités coïncidant avec des symptômes gastriques (L. Corvisart, Thèse, 1852).

OBSERVATIONS CXXIX, CXXX, CXXXI.—Trois cas d'aliénation mentale attribuée à une affection chronique de l'estomac (Belhomme, mém. cité).

·OBSERVATION CXXXII.— Observation de manie intermittente chez un homme chaque fois que survient de la dyspepsie, un embarras gastro-intestinal. — Tout le traitement consiste en un purgatif (Docteur Dagonet, *Gaz. Méd.* de Strasbourg, 1850, p. 16).

OBSERVATION CXXXIII. — Tremblement des membres chez une femme atteinte d'un embarras gastro-intestinal.

Résumé.— Une femme de 45 ans, d'apparence assez chétive, avait éprouvé au commencement du mois de janvier 1854 des tremblemens dans tous les membres qui disparurent spontanément pendant quelques jours pour reparaître bientôt avec plus d'intensité. Les mains surtout étaient agitées d'un tremblement convulsif qui empêchait cette femme de faire son ouvrage habituel. Cet état durait depuis près de quinze jours lors que je vis la malade chez ses maîtres ; elle avait perdu l'appétit. la langue était large, molle et blanche ; il y avait de la constipation, etc. Je conseillai une bouteille d'eau de sedlitz qui fut prise, et dès le lendemain le tremblement avait tout à fait cessé. Il ne s'est plus montré depuis.

OBSERVATION CXXXIV. — Névralgie trifaciale périodique ; emploi infructueux de la belladone et du sulfate de quinine ; administration d'un émétique, guérison.

Résumé. — M. X..., habitant un département du Midi, était venu passer quelque temps à Paris. Peu de temps après son arrivée il fut pris à 8 heures du matin d'une violente névralgie trifaciale qui disparut après plusieurs heures. Mais le lendemain, à la même heure et les jours suivans, elle se reproduisit, toujours plus intense.

Le sulfate de quinine fut d'abord administré à faible dose, puis à plus fortes doses, mais sans le moindre résultat ; l'opium et l'extrait de belladone jusqu'à 10 centigrammes au moment de l'accès n'obtinrent pas plus de succès.

M. X... se plaignait en outre d'être courbaturé, de n'avoir pas d'appétit, un peu de céphalalgie continuelle, symptômes qui furent attribués à l'emploi des narcotiques. Cependant, comme la langue était fortement chargée, verdâtre, un émétique fut prescrit. L'accès du lendemain fut très faible ; le malade prit encore une bouteille d'eau de sedlitz, et dès lors toute douleur névralgique disparut.

OBSERVATION CXXXV. — Amaurose développée chez un homme présentant depuis près d'un an un mauvais état des voies digestives, et guérie promptement par l'emploi des purgatifs (*Gaz. des Hôpitaux*, 1840, p. 248).

OBSERVATION CXXXVI. — Paralysie consécutive à une colique hépatique. (Fouquier, *Leçons orales,* 1845 ; Tailhé, *loc. cit.*)

OBSERVATION CXXXVII. — Paralysie intermittente compl'quant une affection du foie, en suivant les phases et disparaissant avec elle (Zabriskie, *loc. cit.*, p. 296).

OBSERVATION CXXXVIII. — Contracturé des membres droits, céphalalgie, strabisme, surdité, illusions, hallucinations, douleurs abdominales vives, fièvre, mort : péritonite générale, nulle lésion du système nerveux (Service de M. Louis, janvier 1846; *Ann. méd. psych.*, t. VIII, 1846, p. 112.)

OBSERVATION CXXXIX. — Contracture permanente des membres droits, grossesse, péritonite chronique.

Résumé.—Une femme de vingt-neuf ans entra le 24 janvier 1850 dans le service de M. Sandras, avec les symptômes d'une métro-péritonite légère qui guérit rapidement, et elle allait quitter l'hôpital lorsqu'elle fut prise d'une contracture du membre inférieur droit, qui persista et gagna bientôt les muscles des gouttières vertébrales et le membre supérieur droit. Peu de temps après on reconnut qu'elle était enceinte ; mais les contractures ne se dissipèrent pas après l'accouchement, qui fut suivi d'une métro-péritonite. Cette dernière affection passa à l'état chronique et détermina la mort plusieurs mois après, le 2 mai 1851. L'état des membres droits était resté le même.

A l'autopsie, on trouva le péritoine rempli d'une grande quantité d'un liquide purulent très-fétide, et la masse intestinale réunie en un seul paquet par des fausses membranes à demi organisées. Le système nerveux en entier était parfaitement intact.

OBSERVATION CXL.— Epilepsie guérie après l'expulsion d'un tœnia. (*Gazette médicale*, 1839, p. 601.)

OBSERVATION CXLI ET CXLII.—Epilepsie chez une femme, emploi inutile de tous les antiépileptiques; expulsion de vers lombrics après l'administration du calomel : guérison (Tissot, t. V; p. 57); observation identique empruntée à Heister. (*Compend. méd. prat.*, cap. XIV, § 55.)

OBSERVATION CXLIII.—Névrose épileptiforme chez un homme rapidement et définitivement guérie après l'expulsion d'ascarides et de lombrics. (*Gaz méd.*, 1843, p. 119.)

OBSERVATION CXLIV.—Accès épileptiformes chez une fille de dix ans, durant depuis cinq ans et supprimés après l'expulsion de plusieurs pelotons d'ascarides lombricoïdes. (*Gaz. des hôpit.*, 1842, p. 369).

OBSERVATION CXLV.— Paralysie des quatre membres chez une fille de vingt ans sans aucun symptôme du côté des centres nerveux. Emploi inutile des émissions sahguines, des purgatifs, etc. Administration d'un anthelmintique : expulsion d'ascarides lombricoïdes ; retour immédiat du sentiment et du mouvement et guérison complète au bout de deux jours. (*Gaz. méd.*, 1845, p. 655.)

OBSERVATION CXLVI.—Paralysie des membres supérieurs subitement guérie par l'expulsion d'un tœnia. (*Expérience*, t. VI, 1840, p. 47.)

OBSERVATION CXLVII, CXLVIII.— Deux exemples de chorée brusquement guérie après l'expulsion de vers lombrics provoquée par un vermifuge. (Bouteille, *Traité de la Chorée*, 1810, p. 276 et 279.)

OBSERVATION CXLIX.— Chorée chez un enfant ayant des vers, guérie par les anthelmintiques et les purgatifs alternés. (*Gaz. méd.*, 1834, t. II, p. 90.)

OBSERVATION CL.—Convulsions choréiformes datant de six mois chez une fille de dix ans, guérie après l'expulsion d'un tœnia. (*Gaz. des hôpit.*, 1842, p. 458.)

OBSERVATION CLI.— Catalepsie pendant trois ans chez une jeune fille qui finit par devenir épileptique, puis imbécile ; expulsion d'un tœnia : guérison des convulsions et de tous les autres accidens. (Tissot, t. III, p. 59.)

OBSERVATION CLII.— Accès cataleptiformes chez une fille de vingt-deux ans attribués à des vers intestinaux, et guéris après l'expulsion de nombreux ascarides lombricoïdes sous l'influence du calomel et du semen-contra. (*Ann. méd. psychol.*, 1844, t. IV, p. 120.)

OBSERVATION CLIII. — Accès cataleptiformes chez une fille de sept ans, guérie après l'évacuation de nombreux vers lombrics. (*Journ. des Connaiss. méd. chir.*, 11ᵉ année, 1ᵉʳ semestre, p. 249.)

OBSERVATION CLIV.— Toux spasmodique chez une fille de onze ans, subitement guérie après l'expulsion d'ascarides lombricoïdes. (L. Cerise, *Anal. méd. psychol.* 1843, t. II, p. 106.)

OBSERVATION CLV. —Divers cas d'hystérie lié à des troubles de la menstruation, à des affections utérines ou à la grossesse. (Landouzy, *Traité de l'hystérie.*)

OBSERVATION CLVI. — Hystérie chez une femme de quarante-huit ans, atteinte d'un prolapsus utérin; pessaire, guérison de l'hystérie. On retire le pessaire, l'hsytérie se reproduit et disparaît de nouveau quand on a replacé l'utérus dans sa situation normale. (Piorry, *Mémoire sur la nature et le traitement de plusieurs névroses; clinique médicale de la Pitié*, 1833, p. 295.)

OBSERVATION CLVII. — Hystérie paraissant liée à la rétention des règles par oblitération du museau de tanche : ponction du col, rétablissement de la menstruation, guérison de l'hystérie. (Piorry, Mém. cité, p. 314. Observation empruntée à Dance.)

OBSERVATION CLVIII. — Epilepsie reconnaissant pour cause des règles difficiles et douloureuses, et se reproduisant à chaque époque menstruelle chez une fille de dix-neuf ans gastralgique et chlorotique. Traitement tonique et ferrugineux ; guérison de la chlorose et de la dysménorrhée qui en dépendait. Plus d'attaques épileptiques. (Marotte, *Recherches sur la Menstruation étudiée dans ses rapports avec l'épilepsie ; Revue médico-chirurg.*, Paris, 1851, p. 257.)

OBSERVATION CLIX. — Chorée liée à une maladie utérine ; guérison de cette affection, et, consécutivement, de la névrose. (Lisfranc, *Journ. des Connaissances méd. chirurg.*, novembre 1842, p. 179.)

OBSERVATION CLX. — Aliénation mentale chez une femme atteinte d'une affection utérine ; guérison de l'affection utérine, guérison de l'aliénation mentale pendant trois années. Récidive au bout de ce temps à l'occasion d'une grossesse ; nouvelle guérison. (Lisfranc, *Journal des Connaiss. méd. chirurg.*, novembre 1842, p. 179-180.)

OBSERVATION CLXI. — Aliénation chez une femme atteinte d'une affection utérine. Insuccès des moyens ordinaires Traitement et guérison de l'affection utérine ; guérison de l'aliénation mentale. (Lisfranc, *loc. cit.*)

OBSERVATIONS CLXII, CLXIII, CLXIV. — Trois cas de folie paraissant liés à une affection utérine. (Belhomme, *Mémoire sur la Folie sympathique*, lu devant la Société médicale d'émulation, janvier 1839, 2ᵉ partie.)

OBSERVATIONS CLXV, CLXVI, CLXVII. — Trois observations d'aliénation mentale attribuée à des troubles de la menstruation. (*Ann. méd. psychol.*, t. IV, p. 337 ; Germain et Bouchet, Mém. cit. Obs. I, VI et XV.)

OBSERVATION CLXVIII. — Chorée dans le cours de la première grossesse chez une femme qui avait été déjà choréique à l'âge de seize ans ; la chorée, disparue un mois avant l'accouchement, reparaît pendant le travail. (*Gazette hebdom.*, 10 mars 1854, p. 369.)

OBSERVATION CLXIX. — Chorée survenant pendant la grossesse chez une femme qui avait eu déjà la chorée dans sa jeunesse ; au sixième mois, avortement Guérison immédiate de la chorée. (Andral, *Cours de Pathologie interne*, Paris, 1836 t. III, p. 303.)

OBSERVATION CLXX. — Accidens hystériques pendant deux grossesses consecutives ; insuccès de tous les moyens employés : guérison immédiatement après l'accouchement. (Tissot, t. III, p. 138.)

OBSERVATION CLXXI. — Epilepsie survenant régulièrement deux fois par mois pendant chaque grossesse, et jamais en d'autres temps (*Actā curiosorum naturæ*, decur. 2, ann. X, p. 160.)

OBSERVATION CLXXII. — Accidens nerveux très-variés, convulsions, symptômes tétaniformes, hémiplégie intermittente, etc., se reproduisant dans le cours de deux grossesses consécutives aux époques habituelles du retour des règles. Guérison après l'accouchement. (Ollivier d'Angers, *Traité des maladies de la moelle*, Paris, 1837, obs. LXVII, p. 12.)

OBSERVATION CLXXIII. — Paralysie intermittente non périodique, changeant de place à chaque accès, chez une femme enceinte non hystérique ; guérison après l'accouchement. Des accidens semblables avaient eu lieu dans le cours d'une première grossesse. (*Gazette des Hôpitaux*, 1844, p. 424.)

OBSERVATION CLXXIV. — Paralysie survenue pendant la grossesse et guérie par la strychnine après l'accouchement. (*Bulletin thérapeutique*, 1853, t. XLIX, p. 96 et 244.)

OBSERVATION CLXXV. — Vingt-six cas de manie survenue pendant la grossesse ou la période puerpérale, et paraissant liée à ces états. (*Ann. méd. psychol.*, t. IV, p. 337; Germain et Bouchet, Mém. cité.)

OBSERVATION CLXXXVI.— Catalepsie pendant le travail de l'accouchement. (*Gazette des Hôpitaux*, 1844, p. 291.)

OBSERVATION CLXXVII. — Manie liée à l'état post-puerpéral. (A. Bérard, *Ann. méd. psychol.*, 1843, t. II, p. 290.)

OBSERVATION CLXXVIII. — Mélancolie pendant la grossesse, cessant après l'accouchement. (Cazeau, *Traité des Accouchemens*, 1853, page 336.)

OBSERVATION CLXXIX. — Délire survenu dans l'état post-puerpéral après un refroidissement et la suppression d'une sueur et des lochies; émissions sanguines ; affaiblissement extrême ; calomel jusqu'à salivation abondante; état cachectique, refus de la nourriture. — Persistance du délire. Après quatre mois, essai d'une médication ferrugineuse et tonique, rapide guérison. (*Ann. méd. psychol.*, 1845, t. V, p. 150.)

OBSERVATION CLXXX. — Manie survenant trois fois après le sevrage chez la même femme. (*Bulletin de thérapeutique*, 1847, t. XXXII, p. 333.)

OBSERVATION CLXXXI.— Convulsions tétaniques revenant durant l'allaitement à la suite de cinq couches successives, et ne cessant qu'avec le nourrissage. (*Gazette hebdomadaire*, 10 mars 1854. p. 370.)

OBSERVATION CLXXXII. — Epilepsie chez une jeune fille, complétement guérie après l'expulsion de cinq calculs vésicaux rendus au milieu d'un violent accès. (Lamotte, *Traité de chirurgie*, obs. 174e, t. II, p. 419.)

OBSERVATION CLXXXIII. — Epilepsie liée à l'existence d'une pyélite calculeuse. (Bonet, *Sepulc.*, lib. I, sect. 12, observ. XIV.)

OBSERVATION CLXXXIV. — Accès d'épilepsie et d'asthme chez un homme souffrant d'une rétention d'urine. Guérison par le cathétérisme. (Tissot, t. III. p. 74.)

OBSERVATION CLXXXV. — Paraplégie survenant dans le cours d'une pyélo-néphrite aiguë ; autopsie ; pas de lésions du système nerveux. (Rayer, *Traité des maladies des reins*, Paris, 1851, t. III, p. 168, observation XXIX.)

OBSERVATION CLXXXVI. — Divers cas de paralysie paraissant liée à des affections des organes génito-urinaires chez l'homme, sans lésion appréciable du système nerveux. (Docteur Stanley, *De l'Irritation de la moelle et de ses nerfs en rapport avec une altération des reins.*)

OBSERVATION CLXXXVII. — Lypémanie et hypocondrie dépendantes d'une affection des voies urinaires.

Résumé.— Un officier en retraite, âgé de soixante-dix ans, d'une constitution robuste, présentant toutes les apparences d'un tempérament sanguin, urinait depuis plusieurs années du sable et de petits graviers. Plus tard, la gravelle disparut, mais fut remplacée par une hématurie accompagnée de sensations pénibles, sans être cependant douloureuses, à la région hypogastrique et dans l'urètre. Plusieurs examens pratiqués par des médecins spéciaux n'ont pu faire reconnaître de calculs dans la vessie. M. X... ne tarda pas à s'affecter de sa position et tomba bientôt dans un état nerveux principalement caractérisé par une extrême irritabilité de caractère, de la tristesse, des larmes fréquentes, une préoccupation excessive au sujet de sa maladie, de l'insomnie, etc. L'appétit se perdit, et sous l'influence du régime débilitant qui lui avait été prescrit, M. X... maigrit beaucoup, se décolora et s'affaiblit. L'état nerveux empira encore, et il se manifesta de véritables crises hystériformes; hypochondrie et mélancolie profondes, crainte de la mort et, simultanément, pensées de suicide, etc.

Au mois de juillet 1854, ces symptômes avaient atteint une grande intensité. Jusqu'à ce moment, le traitement mis en usage avait consisté en boissons alcalines, tisane de graine de lin, eau de goudron et un régime végétal. Dès lors, des pilules composées d'extrait de ratanhia et de térébenthine furent prescrites; chaque matin et chaque soir, le malade prit 1 gramme de poudre de valériane, et aux repas du fer précipité par l'hydrogène; une nourriture substantielle et suffisante fut substituée au régime débilitant auquel il était soumis.

En moins de deux mois, une amélioration marquée se manifesta du côté des phénomènes nerveux et l'hématurie elle-même fut diminuée; enfin M. X... rentra peu à peu dans des conditions de santé à peu près normales, n'éprouvant plus que de loin en loin quelques atteintes passagères d'hypochondrie. Toutefois, l'hématurie persista quoique peu abondante, et pendant une année l'état moral resta très-satisfaisant. Mais au mois d'août 1855, des symptômes graves se manifestèrent de nouveau du côté de la *vessie* où l'on ne tarda pas à reconnaître l'existence d'une affection organique. En même temps reparurent tous les phénomènes nerveux qui persistent encore malgré l'emploi actif des antispasmodiques.

OBSERVATION CLXXXVIII.—Contracture des extrémités au début d'une variole grave anormale.

Résumé.—Un homme de vingt-huit ans est apporté, le 10 juillet 1852, à l'hôpital Beaujon, service de M. Sandras, dans un état d'apparence très-grave. Trois jours auparavant, il s'était mis au lit avec une céphalalgie intense et un sentiment de courbature générale. A son entrée à l'hôpital, on constate ce qui suit : pouls à 115, chaleur sèche de la peau, figure exprimant l'abattement, rouge et tuméfiée ; léger état de stupeur ; langue blanchâtre et un peu rugueuse. — Dans la journée, cet homme éprouve dans les deux mains et les deux avant-

bras une sensation très-douloureuse de crampe ; les doigts, les mains
et même les avant-bras s'infléchissent avec violence, et, lorsque j'arrive auprès du malade, je trouve tous les phénomènes propres à la
contracture des extrémités. Deux autres accès ont lieu le même jour et
deux le lendemain 11 juillet. En même temps se fait une éruption vésiculeuse confluente, noire et remplie de sang par places. Le 13, il y a
une hématurie considérable, l'état général s'aggrave encore et le malade meurt dans la nuit.

OBSERVATION CLXXXIX.— Contracture dans le cours d'une fièvre typhoïde ; mort, autopsie, nulle lésion du système nerveux. (Graves,
Arch. gén. de méd., 1836, t. XI, p. 205.)

OBSERVATION CXC.— Accès épileptiforme au début d'une rougeole
chez un enfant de quatre ans.

Résumé.—Un enfant de quatre ans, d'une excellente santé habituelle,
contracta la rougeole en avril 1854. Avant l'éruption, il éprouva en
vingt-quatre heures deux accès convulsifs présentant toutes les apparences de l'épilepsie ; perte subite et complète de connaissance, insensibilité absolue, yeux tournés en haut, immobilité de la pupille à la
lumière, écume à la bouche, mouvemens saccadés des membres, secoussés convulsives de la tête qui est tirée du côté droit, bouche
déviée dans le même sens, etc. La rougeole fut très-bénigne et aucun
accès n'a eu lieu depuis.

OBSERVATION CXCI.— Eclampsie et hémiplégie droite annonçant le
début d'une rougeole, chez un enfant d'un an. Disparition de tous ces
accidens au moment de l'éruption. (Barthez et Rilliet, *Traité des maladies des enfans*, 1854, t. III, p. 241.)

OBSERVATION CXCII.— Hystérie convulsive rebelle, développée depuis
plusieurs années, après l'apparition d'une tumeur du sein et revenant
par accès plusieurs fois par jour, guérie immédiatement après l'extirpation de la tumeur. (Observation recueillie dans le service de Boyer
par M. Raymond ; *Arch. génér. de méd.*, 1829, t. III, p. 434.)

OBSERVATION CXCIII.—Chorée chez une fille, occasionnée par la douleur d'un ongle incarné. (Andral, *Cours de pathologie interne*, t. III,
p. 304.)

OBSERVATION CXCIV.—Chorée, datant de cinq ou six mois, chez un
enfant de treize ans, amendée, puis guérie quatre jours après l'extirpation d'un névrôme de la plante du pied. (Docteur Borelli, de Turin ;
Société de chirurgie de Paris ; *Gaz. des hôpit.*, 1850, p. 454.)

OBSERVATION CXCV.—Epilepsie développée chez une fille de dix ans
par l'introduction d'un petit globe de verre dans l'oreille et guérie par
son extraction. (Tissot, d'après Fabrice de Hilden, t. V, p. 93.)

OBSERVATION CXCVI.—Epilepsie survenue à la suite de l'introduction d'un corps étranger dans l'oreille et guérie après son extraction. (*Journ. de méd.*, 1844, t. II, p. 182.)

OBSERVATION CXCVII.—Epilepsie chez une fille, guérie après l'ablation d'un névrôme. (Tissot, d'après Shart, t. V, p. 94.)

OBSERVATION CXCVIII.—Convulsions épileptiques attribuées à l'hypertrophie douloureuse des branches nerveuses palmaires à la suite d'une plaie et guérie par l'amputation de la main. (*Gaz. méd.*; Paris, 1844, p. 396.)

OBSERVATION CXCIX.—Epilepsie guérie par l'extirpation d'une petite tumeur du pouce de la main droite d'où partait l'aura. (Maisonneuve, loc. cit., p. 204.)

ORSERVATION CC. — Convulsions épileptiques survenues chez une femme à l'occasion d'une constriction trop forte exercée sur une verrue au moyen d'un fil de soie. (Tissot, t. III, p. 247.)

10° *Causes qui agissent directement sur le système nerveux.*

Ces causes appartiennent, soit à l'ordre moral, soit à l'ordre physique. Ce sont les passions, l'amour, la haine, la jalousie, l'ambition, les chagrins, les grandes contentions d'esprit, ou les brusques mouvemens de l'âme, comme la colère, la joie, la terreur, la surprise, l'affliction, etc. Parmi celles qui se rapportent à l'ordre physique, on peut citer les impressions vives faites sur les sens, par exemple, un bruit violent et inattendu, la vue de certains objets, certaines odeurs, certaines saveurs, l'abus des plaisirs sensuels, etc. A cette catégorie, appartiennent aussi la douleur et les grandes attaques convulsives que j'ai classées ailleurs pour obéir à l'usage. Ces influences, plus évidentes, plus promptement suivies d'effet que celles dont il a été déjà question, ne pouvaient manquer d'occuper une place considérable dans l'étiologie des névroses, telle qu'elle est indiquée par la plupart des auteurs contemporains. Aussi en a-t-on exagéré l'importance, et il devient nécessaire de chercher à approfondir leur action réelle.

1° Assez fréquemment, elles agissent d'une manière lente, continue, chronique, pour ainsi dire, et alors le mécanisme, par lequel elles exercent leur influence, peut varier de trois façons. J'ai déjà abordé ce sujet, je dois compléter ici **ma** pensée.

A. L'effet ordinaire des passions, des contentions d'esprit excessives, des chagrins, de la douleur, est de diminuer les préoccupations physiques instinctives : en pareille circonstance, on le sait, le sommeil se´ perd, l'appétit disparaît, et il se manifeste bientôt un certain degré de debilitation générale, d'epuisement, et même de chlorose ou d'anémie, sources si fréquentes de maladies nerveuses, comme je crois l'avoir suffisamment établi. Ici, les causes auxquelles je fais allusion, quoique agissant directement sur le système nerveux, ne déterminent les névroses que consécutivement, après avoir imprimé à tout l'organisme une modification physique qui devient l'élément capital, sinon primitif, de l'affection.

B. Ailleurs, ces diverses influences rencontrent l'un des états pathologiques énumérés précédemment, et provoquent alors des désordres qu'elles auraient été peut-être incapables de produire chez des individus sains. Chacun sait combien certaines dispositions physiques exaltent la sensibilité. Tel convalescent, d'un caractère habituellement ferme ou même brutal, s'attendrira jusqu'aux larmes au récit d'un fait qui l'eût à peine intéressé avant sa maladie ; des femmes, d'ordinaire patientes et douces, sont acariâtres et intraitables à chaque époque menstruelle ; de braves soldats deviennent pusillanimes et lâches après une hémorrhagie abondante ; nous ne sentons pas de même à jeun et après un repas ; le besoin de manger rend quelques individus moroses ou irritables. Nos impressions varient donc suivant les diverses conditions au milieu desquelles se trouve l'économie, et il ne faut pas s'étonner si de légers chagrins, des passions, des contentions d'esprit nullement excessives, les plaisirs même modérés, engendrent si fréquemment des affections chez les individus soumis déjà à d'autres causes pathogéniques. Remarquons seulemet que dans ces cas encore, les indications curatives ne sauraient être instituées d'après l'étiologie la plus apparente, et elles resteraient incomplètes si l'on ne tenait compte des conditions morbides qui communiquent au système nerveux une impressionnabilité anormale.

C. Enfin, d'autres fois la maladie paraît se développer indépendamment de toute modification organique. C'est ce que l'on observe, par exemple, chez les individus soumis à une série d'événements malheureux, affections trompées, ambition déçue, avenir compromis, fortune détruite, perte de personnes chères, etc. Tant de perturbations successives engendrent un état de susceptibilité nerveuse qui devient, en quelque sorte, le *plasma* de diverses névroses, et qui finit par s'individualiser, soit progressivement, soit à l'occasion d'une secousse plus vive, plus brusque, ou survenant en un moment plus opportun. Ainsi se produisent souvent l'hystérie, l'hypochondrie, la mélancolie et l'aliénation mentale, maladies qui, par leur nature, accroissent encore l'éréthisme nerveux et l'éternisent.

2° Dans un grand nombre de cas, au lieu de ces influences permanentes, les névroses semblent provenir de quelque brusque impression physique ou morale qui jette en un instant le désordre dans les fonctions nerveuses. Beaucoup d'épileptiques attribuent leur maladie à une frayeur; l'hystérie succède assez fréquemment à une contrariété vive ou à la colère; une affliction violente et imprévue détermine quelquefois l'aliénation mentale, etc. Ces faits sont incontestables; il s'agit seulement d'en apprécier la valeur.

Or, je n'hésite pas à l'affirmer, non-seulement d'après les observations positives que j'ai pu faire, mais aussi et surtout en m'appuyant sur l'analogie, de pareilles causes sont presque toujours purement occasionnelles. Telle est, assurément, la véritable part qu'elles prennent au développement d'affections nerveuses dont la persistance et la constante aggravation ne sauraient être attribuées à la seule action d'influences aussi fugitives.

Parfois, en effet, elles paraissent suffire à engendrer par elles-mêmes des phénomènes névropathiques qui ne se rattachent à aucune modification organique Ainsi des accès de délire, des convulsions hystériformes, épileptiformes sont assez souvent les effets immédiats d'une de ces commotions; mais bientôt tout s'apaise, le calme renaît, et peut-être, dans le cours d'une longue vie n'observera-t-on plus rien de semblable. Ces perturbations passagères constituent à proprement parler des *accidens nerveux*, véritable *traumatisme* fonctionnel, sans plus d'importance au point de vue nosologique que ces palpitations ou ces essoufflements qui résultent d'une longue course ou d'un exercice violent.

Or, pourquoi l'*accident* nerveux tend-il à la guérison après quelques instans, quelques heures ou quelques jours, tandis que l'*affection* persiste et souvent s'aggrave? Ce sont les mêmes symptômes ; la même cause leur a peut-être donné lieu, et pourtant, pendant que celui-ci recouvre la raison après trois jours de délire, celui-là reste aliéné. Pourquoi l'équilibre fonctionnel qui se rétablit chez l'un, reste-t-il profondément altéré chez l'autre? Pourquoi, en un mot, la force médiatrice qui s'exerce chez le premier semble-t-elle impuissante chez le second ?

Ce n'est certainement pas là une simple question de plus ou de moins, car une affection de longue durée peut avoir pour point de départ une influence moins énergique qu'un accident nerveux de quelques minutes. Il faut donc chercher la raison de ces différences d'effet dans la différence des conditions individuelles, et, comme je viens de le dire, on la trouvera presque toujours dans quelques-unes de ces dispositions morbides que j'ai passées en revue. Quelques exemples appuieront ma pensée : une jeune fille, dont je possède l'observation, voit un homme au milieu d'une attaque d'épilepsie ; elle est prise aussitôt de convulsions hystériques qui, depuis, se reproduisent fréquemment. Mais en l'interrogeant on apprend qu'elle était atteinte auparavant d'une chlorose des mieux caractérisées dont on constate encore tous les signes. Elle est mise à l'usage du fer et à un régime analeptique : la santé générale s'améliore, les attaques s'éloignent, puis disparaissent complétement. Le malade de l'observation trente-sixième nous présente un fait analogue : sous l'influence de préoccupations excessives se développe un état d'épuisement. Au milieu de ces conditions, la nouvelle subite d'un insuccès qui renverse ses projets détermine une sorte d'excitation ou plutôt d'affaissement nerveux qui s'accroît et prend l'apparence d'une grave lypémanie. Un traitement tonique ne tarde pas à modifier heureusement la position du malade ; la gymnastique et un voyage font le reste.

Dans d'autres circonstances, les choses se passent différemment : une violente perturbation produit des désordres nerveux et devient en même temps le point de départ d'une disposition morbide qui entretient les phénomènes névropathiques ou les engendre s'ils n'existent pas.

Ainsi, nous voyons dans l'observation troisième la suppression des règles déterminée par un refroidissement, amener bientôt de la dyspepsie, puis progressivement tous les symptômes de la chlorose, l'hystérie, diverses paralysies, etc. Chez la malade de la neuvième observation, une altercation provoque une attaque hystérique, et, dès lors, dyspepsie, gastralgies, vomissemens, chlorose ; puis, plus tard, état nerveux, accès hystériques, et enfin, paralysie des quatre membres.

Or, dans ces divers cas, les heureux effets d'un traitement général démontrèrent que la commotion initiale n'était pas l'unique élément étiologique de l'affection nerveuse, et je pourrais multiplier les citations de ce genre.

On ne saurait, par conséquent, attribuer sans réserves à la seule influence des causes de cet ordre les affections nerveuses chroniques qui semblent leur succéder ; qu'elles soient capables d'en provoquer l'explosion, cela ne fait nul doute ; mais elles ne pourraient rendre compte ni de leur persistance, ni surtout de leur aggravation. Elles jouent donc alors, ainsi que je l'ai dit, le simple rôle de *causes occasionnelles*. Toutefois, comme elles sont certainement aptes à produire par elles-mêmes ces perturbations passagères que j'ai désignées sous le nom d'*accidens nerveux*, elles se rattachent aussi à la catégorie des *causes déterminantes*, et méritaient d'être mentionnees ici.

11° *Névroses épidémiques.*

Je me bornerai à signaler ces sortes de névroses qui ont déjà fixé l'attention de presque tous les médecins. On a souvent cité, et l'on cite chaque jour les *trembleurs des Cévennes, la possession des religieuses de Loudon, les convulsionnaires de Saint-Médard, les flagellans, les choréiques du quatorzième siècle*, et l'on peut encore observer des faits semblables chez certaines sectes musulmanes. Si l'on ne peut entièrement se rendré compte de ces faits, rappelons que, dans tous ces cas, les individus atteints se trouvaient soumis non-seulement aux mêmes influences morales, mais aussi aux mêmes conditions physiques, aux pratiques et aux abstinences d'un fanatisme religieux, causes actives de manifestations névropathiques auxquelles il faut ajouter encore la puissance bien démontrée de l'imitation. Rappelons aussi que les paralysies épidémiques du Devonshire et du Poitou reconnaissaient pour cause unique l'alimentation viciée des populations de ces contrées ; les névralgies épidémiques intermittentes et rémittentes qui ont fait le sujet d'une note de M. Sandras, et dont j'ai déjà parlé, se développaient dans le cours d'un embarras gastro-intestinal épidémique. C'est pendant la même année, et probablement à l'occasion de la même constitution médicale que M. Constant publiait des « Réflexions sur la nature et le traitement des névroses qui régnaient depuis quelques mois chez les enfans (1). » Enfin, cette petite épidémie d'épilepsie qui se manifesta parmi les naufragés de la frégate *la Légère* (observation trente-septième) prenait également sa source dans une même circonstance commune à tous ces malheureux.

Il est donc probable que ces névroses épidémiques sont, au moins en partie, comme les autres, le résultat d'une des influences pathologiques étudiées dans ce travail, avec cette différence qu'elles agissent simultanément sur un plus ou moins grand nombre d'individus.

Il est nécessaire de présenter maintenant un résumé de cette longue analyse. Le tableau suivant permettra d'embrasser d'un seul coup-d'œil les diverses conditions qui semblent présider comme *causes déterminantes* au développement des névroses les plus communes.

I. *Etat nerveux, névropathie protéiforme, hystéricisme, hystérie.*—Chlorose, anémie, épuisement, dyspepsie, troubles de la menstruation, affections utérines, grossesse, accou-

---

(1) Bulletin de Thérapeutique, 1835, t. VIII, p. 134.

chement, état post-puerpéral, lésions externes, douleur, influences morales.

II. *Chorée.*—Chlorose, anémie, diathèse scrofuleuse, rhumatisme, mercure (?), intoxication paludéenne, affections gastro-intestinales, vers intestinaux, troubles de la menstruation,
affections utérines, grossesse, état puerpéral (?), lésions externes (névrômes).

III. *Paralysie du mouvement et du sentiment.*—Chlorose,
anémie, épuisement, suite de maladies aiguës et chroniques
(fièvres intermittentes, dysenteries ou entérites graves, fièvre
typhoïde, suette, choléra, dyspepsie), syphilis, rhumatisme,
froid et humidité, plomb, mercure, arsenic, intoxication paludéenne, hystérie, épilepsie, affections aiguës et chroniques
des poumons, affections gastro-intestinales, vers intestinaux,
affections hépatiques, affections utérines, grossesse, affections des voies génito-urinaires, début des fièvres éruptives
(rougeole).

IV. *Crampes, contractures musculaires diverses, contractures des extrémités.*—Albuminurie, syphilis, rhumatisme,
froid, affections gastro-intestinales, vers intestinaux, inflammations péritonéales, début et cours des fièvres éruptives,
typhoïdes, etc.

V. *Tremblement musculaire.*—Mercure, alcool, affections
gastro-intestinales, débilité sénile.

VI. *Tétanos.*—Rhumatisme, froid et humidité, affections
gastro-intestinales, accouchement, lésions externes diverses.

VII. *Convulsions diverses.*—Anémies, grandes pertes de
sang, épuisement, albuminurie, rhumatisme, froid, plomb,
affections gastro-intestinales, vers intestinaux, grossesse, affections aiguës et chroniques des voies génito-urinaires, maladies éruptives, fièvre typhoïde, dentition.

VIII. *Eclampsie.* — Albuminurie, affections pulmonaires
aiguës (chez les enfans), grossesse, accouchement, début et
cours des fièvres éruptives, de la fièvre typhoïde (chez les enfans), dentition (*idem*).

IX. *Epilepsie.*—Chlorose, anémie, épuisement, suite de
maladies aiguës et chroniques (fièvres intermittentes, choléra, fièvres pestilentielles, albuminurie), syphilis, plomb,

mercure, alcool, intoxication paludéenne, affections gastro-intestinales, acidification du lait chez les enfans, vers intestinaux, dysménorrhée, maladies utérines, grossesse, accouchement, état post-puerpéral (?), affections aiguës et chroniques des voies génito-urinaires, début et cours des fièvres éruptives et typhoïdes (chez les enfans), lésions externes (odontalgie, travail de la dentition, corps étrangers dans l'oreille, névrômes, etc.), influences morales.

X. *Délire aigu, délire nerveux.*—Chlorose, anémie, grandes pertes de sang, rhumatisme, plomb, alcool, intoxication paludéenne, hystérie, affections aiguës des poumons, des organes abdominaux, etc., début et cours des fièvres éruptives et typhoïdes, affections externes (brûlure, érysipèle, contusions, fractures), grandes opérations, douleur, influences morales.

XI. *Aliénations mentales diverses.* — Chlorose, anémie, grandes pertes de sang, épuisement, suite de maladies aiguës et chroniques (fièvres intermittentes, fièvre typhoïde, dyspepsie), syphilis, rhumatisme, mercure, alcool, affections chroniques des poumons, de l'estomac et des intestins, troubles de la menstruation, affections utérines, grossesse, état post-puerpéral, influences morales.

XII. *Hypochondrie et mélancolie.* — Chlorose, anémie ; épuisement, dyspepsie, affections gastro-intestinales, grossesse, affections des voies génito-urinaires, influences morales.

XIII. *Catalepsie.*—Hystérie, rhumatisme (?), plomb, intoxication paludéenne, vers intestinaux, accouchement.

XIV. *Coma, stupeur, névroses apoplectiformes.*—Albuminurie, rhumatisme, plomb, intoxication paludéenne, hystérie, affections aiguës des poumons, des voies génito-urinaires, fièvres éruptives et typhoïdes, etc.

XV. *Névralgies.*—Chlorose, anémie, dyspepsie, syphilis, rhumatisme, froid, intoxication paludéenne, affections gastro-intestinales, état post-puerpéral.

XVI. *Gastralgie et dyspepsie nerveuse.*—Chlorose, anémie, épuisement, troubles de la menstruation, affections utérines, grossesse, vers intestinaux, influences morales.

XVII. *Amaurose.*—Chlorose, anémie, épuisement, albumi·
nurie, froid (?), plomb, intoxication paludéenne, affections
gastro-intestinales, grossesse, accouchement.

XVIII. *Asthme nerveux.*—Chlorose (absence d'autres documens).

Tels sont les nombreux élémens pathogéniques des névroses, et je ne puis me flatter d'en avoir présenté une énumération complète. On le voit donc, ces affections sont loin
d'avoir toujours la même origine ; il n'existe aucun principe
spécifique, aucune altération anatomique, aucune modification organique qui corresponde constamment à chacune de
leurs formes. Quand l'anatomie découvre des lésions propres
au système nerveux, leur siége varie comme leur nature ;
quand la structure des organes de ce système est intacte. dans
les cas où nous parvenons à rattacher les désordres observés
à une modification quelconque de l'économie, nous sommes
frappés de l'extrême diversité de ces états. En un mot, comme
le tableau dressé précédemment le démontre jusqu'à l'évidence, une même névrose peut prendre naissance au milieu
de conditions pathogéniques fort différentes, et chacune de
ces conditions pathogéniques peut engendrer les névroses les
plus variées. Chaque forme de ces affections ne révèle donc
pas un état morbide unique, mais peut servir d'expression à
une multitude de modifications de l'organisme.

*Or, des phénomènes pathologiques qui ne se trouvent liés à
aucun principe spécifique, qui ne correspondent ni à une modification spéciale de l'économie, ni à une lésion anatomique
constante, susceptibles, au contraire, de servir de manifestation à une foule d'états organiques fort différens, ne sauraient
être considérés comme des maladies et constituent de simples
expressions morbides.*

Ainsi se trouve justifiée la proposition émise dans la
première partie de mon travail ; je sais à quelles objections elle peut donner lieu ; je n'ai pas été sans y réfléchir ;
mais elles n'ont rien changé à ma conviction. Je viens de
grouper en quelques lignes les principales données sur lesquelles elle se base ; j'engage à les méditer avant de rejeter la
pensée générale de ce mémoire comme un paradoxe insoute-
nable.

Causes prédisposantes. — Parmi les conditions pathogéniques dont je viens de m'occuper, et auxquelles j'ai attribué le titre de *causes déterminantes*, les unes provoquent par elles-mêmes des effets vraiment spécifiques ; telles sont les intoxications saturnines, mercurielles, alcooliques, paludéennes, etc. L'entéralgie, la paralysie, l'encéphalopathie, l'épilepsie, le *delirium tremens*, les accès fébriles périodiques, ou diverses autres formes nerveuses, peuvent être prévues chez les individus soumis à ces influences pendant un temps suffisant, à peu près comme les éruptions cutanées, les ulcérations des muqueuses, les exostoses après l'inoculation syphilitique. En pareil cas, toute la pathogénie consiste bien réellement, sauf les complications, en la modification organique déterminee par ces substances délétères.

Les autres, au contraire, n'entraînent ces résultats qu'exceptionnellement, et, pour les produire, paraissent nécessiter le concours de circonstances auxiliaires. La chlorose, l'anémie, l'épuisement, tous ces états, en un mot, dans lesquels les propriétés incitantes du sang semblent affaiblies ont bien, eux aussi, leur effet spécifique : je veux parler de cet éréthisme nerveux, de ces névropathies vagues générales qui les accompagnent d'ordinaire ; mais le nombre des chlorotiques, des anémiques atteints d'une névrose déterminée, d'hystérie, d'épilepsie, de chorée, de paralysie, d'hypocondrie, d'aliénation mentale, est comparativement fort restreint. On doit donc regarder la chlorose, l'anémie, le rhumatisme, la syphilis, les affections des voies digestives, des organes génito-urinaires, les vers intestinaux et toutes les causes qui agissent directement sur le système nerveux, comme propres à développer des affections nerveuses, mais sans vouloir leur attribuer toujours de semblables conséquences, quelles que soient d'ailleurs l'intensité et la durée de leur action.

Or, en considérant combien sont communes ces influences pathogéniques, et combien sont relativement rares les manifestations nerveuses auxquelles elles donnent lieu, en considérant la diversité des formes qu'affectent ces manifestations suivant les individus, épilepsie chez les uns, hystérie, chorée, paralysie, contracture, démence chez les autres, on se demande pourquoi ces différences dans les effets des mêmes causes? Et l'on est bien forcé, alors, d'admettre des *aptitudes* individuelles, aptitudes aux névroses, en général, aptitudes à telle ou telle de leurs formes.

Mais si l'*aptitude* morbide est une condition indispensable au développement de la plupart des névroses, leur importance pathogénique a été, il faut en convenir, singulièrement exagérée, puisque dans beaucoup de cas on ne reconnaît pas d'autres causes aux affections de ce genre. Que chez des individus sains, jusqu'à un âge assez avancé, survienne l'aliénation, l'épilepsie, quelque paralysie, etc., on se trouvera suffisamment édifié sur l'origine du mal, si l'on parvient à découvrir chez leurs parens, même éloignés, des accidens analogues. Certes, j'accorde beaucoup aux *causes prédisposantes ;* mais l'épithète qui les désigne collectivement exprime, à mon avis, l'étendue réelle de leur influence, et je n'excepte même pas l'hérédité de cette appréciation. Pourquoi donc, en effet, si une disposition congéniale suffit pour engendrer les névroses, les enfans de parens épileptiques, aliénés, choréiques, . etc., ne naissent-ils pas épileptiques, aliénés, choréiques? Pourquoi s'écoulera-t-il dix, vingt, trente, quarante ans et plus, avant que ces aptitudes ne se manifestent? Pourquoi feront-elles explosion chez l'un des enfans et non chez les autres qui, pourtant, la transmettront peut-être à leurs descendans? C'est assurément que l'hérédité ne suffit pas pour provoquer le développement des névroses, et, sans doute, il est nécessaire que d'autres influences perturbatrices, en altérant l'équilibre fonctionnel, viennent lui permettre d'entrer en scène.

Ce que je pense au sujet de l'hérédité, je l'applique à plus forte raison à toutes les causes prédisposantes que l'on a l'habitude de citer, l'âge, le sexe, le tempérament, la constitution, etc. Ce sont des aptitudes favorables, sans contredit, à la production des névroses ; mais on n'est pas atteint d'une maladie nerveuse uniquement parce qu'on a tel ou tel âge, parce que l'on appartient à l'un ou l'autre sexe ; enfin parce que l'on n'a pas le bonheur de posséder cette constitution et ce tempérament moyen, idéal de l'hygiéniste.

Quoi qu'il en soit, ces prédispositions se divisent en deux ordres : chez certains sujets on observe l'aptitude aux mani-

festations nerveuses en général, et non à telle ou telle névrose spécialement. Les conditions d'âge, de sexe, de constitution, de tempérament, etc., qui engendrent soit la prédominance, soit l'affaissement du système nerveux, certaines
modifications apportées aux dispositions primitives de l'organisme par l'éducation physique et morale, et qui produisent les mêmes effets, paraissent en être les sources ordinaires.

Chez d'autres individus, ce n'est pas seulement la faculté
d'éprouver indifféremment divers accidens nerveux, ce sont
de veritables *idiosyncrasies* morbides en vertu desquelles les
phénomènes névropathiques affectent plus particulièrement
telle ou telle forme, quelle que soit d'ailleurs la cause déterminante. Ainsi on trouve dans la *Gazette hebdomadaire* (1)
l'analyse d'une observation de chorée survenue pendant la
grossesse chez une femme de trente-deux ans qui avait eu
déjà la même affection à l'âge de dix-huit ans. Les accidens
cessèrent un mois avant l'accouchement, mais ils reparurent
pour la troisième fois pendant le travail. Dans l'observation
quarantième, le malade frappé une première fois d'une paralysie passagère sous l'influence du froid, devient de nouveau
paralytique à la suite des excès auxquels il s'adonne. Dans
l'observation treizième, l'amaurose qui se déclare pendant
l'accouchement avait déjà existe dans le cours d'une affection
cholorotique. L'embarras gastrique dans l'observation cent
trente-deuxième ramenait toujours un accès de manie ; dans
les observations cent soixante-dixième, cent soixante-onzième,
cent soixante-douzième, cent soixante-treizième, l'hystérie,
l'épilepsie et la paralysie se reproduisent pendant plusieurs
grossesses successives.

Chez la malade de l'observation cent quatre-vingtième, une
manie temporaire se développe après trois couches consécutives ; l'allaitement ramène cinq fois des convulsions tétaniques, chez cette autre femme de l'observation cent quatre-
vingt-unième. De même on voit souvent prédominer la tendance au délire, à la mélancolie, à l'hypocondrie, à diverses
convulsions, aux névralgies, etc., affections qui pourront se

---

(1) Paris, mars 1854, p. 369.

manifester plusieurs fois dans le cours de la vie, soit dans des circonstances identiques, soit dans des circonstances bien différentes.

En dehors de l'hérédité, il est impossible d'assigner une raison d'être à ces remarquables aptitudes, et dans beaucoup de cas il faut se borner à les constater. Mais si nous ne pouvons que nous livrer à des conjectures sur les causes de ces dispositions *idiosyncrasiques*, nous devons au moins tenir compte de l'influence que diverses conditions individuelles ou communes exercent sur la détermination de la forme des névroses. En première ligne, il faut faire figurer l'âge : les convulsions, la chorée, sont, par exemple, plus communes dans l'enfance, l'aliénation plus fréquente dans la vieillesse, l'hystérie appartient surtout à cette période qui sert de transition entre l'adolescence et l'âge adulte. Le *sexe* feminin paraît aussi favoriser les accidens hystériques, à tel point que beaucoup d'auteurs n'admettent l'hystérie que chez la femme, ce qui, certainement, est une erreur. L'*éducation morale*, la prédominance d'une préoccupation ou d'un penchant peuvent imprimer un caractère spécial à l'aliénation.

Quelques névroses sont particulièrement propres à certains *climats* : le béribéri se développe surtout dans l'Inde ; cette espèce de lypémanie, si connue sous le nom de spleen, s'observe fort communément en Angleterre ; dans tous les pays froids, la dypsomanie abonde ; le tétanos, rare dans les zones tempérées, est au contraire très-fréquent dans les contrées à température élevée, etc. Enfin, l'*imitation* est certainement capable d'influer sur le caractère symptômatique des affections nerveuses : c'est ce que paraissent surtout démontrer les exemples connus de névroses épidémiques (trembleurs des Cévennes, possession des religieuses de Loudun, flagellans, convulsionnaires de Saint-Médard, etc.). Remarquons, d'ailleurs, que tout ce que l'on a dit des effets des *professions*, de l'*habitation* et des autres modificateurs hygiéniques peut se rapporter aux divers états organiques dont il a été question à propos de l'influence du plomb, du mercure, de l'arsenic, du tabac, de l'humidité, du froid, etc.

Causes occasionnelles. — Je me bornerai à indiquer rapidement ces circonstances accidentelles qui, parfois, viennent provoquer l'explosion des maladies nerveuses imminentes, car leur importance, minime au point de vue étiologique, est encore moindre sous le rapport des indications thérapeutiques. J'ai d'ailleurs analysé déjà leur mode d'action dans un autre article ; il me suffira de les énumérer ici : les plus ordinaires sont assurément les brusques mouvemens de l'âme, la joie, la colère, la frayeur, la surprise ou toute autre perturbation nerveuse, une commotion, par exemple, l'immersion subite dans l'eau froide, l'impression d'une odeur, d'un bruit violent, d'une lumière trop vive, la douleur, etc. Il faut encore signaler comme une des causes les plus énergiques de cette catégorie, l'*imitation* dont on a exagéré et dénaturé le rôle.

III.

INDICATIONS CURATIVES DES NÉVROSES.

Malgré les efforts des écrivains les plus éminens pour faire rentrer les névroses dans le domaine de la médecine rationnelle, la multiplicite de leurs espèces, l'extrême différence de leurs symptômes devaient conduire et conduisirent à l'idée de spécificité de la forme, puis, comme conséquence naturelle, à la specificité des moyens curatifs. On épuisa la matière médicale, on chercha des formules, des recettes, on courut après le remède de l'épilepsie, de l'hystérie, de la chorée, etc. Vaines prétentions qui rappellent celles des alchimistes, et qui, cependant, comme elles, enrichirent la science d'observations exactes, de découvertes utiles. Or, sans vouloir méconnaître à la forme morbide son caractère spécifique, je ne saurais lui accorder la prééminence absolue qu'on semble lui attribuer. Outre l'extrême variabilité de physionomie des névroses même les plus nettement caractérisées, comme l'épilepsie, l'hypochondrie, la catalepsie, la chorée, on sait combien il existe de phénomènes névropathiques qu'il est impossible de rapporter à l'une plutôt qu'à l'autre de ces affections. Mais on paraît moins connaître l'aptitude qu'ont parfois ces maladies à se confondre entre elles, à se transformer les unes dans les autres, à se métamorphoser, en un mot, aptitude qui frappe d'interdiction la médecine du symptôme. Comment, en effet, subordonner la thérapeutique au symptôme, dans ces névroses multiformes qui ne sont plus aujourd'hui ce qu'elles étaient hier, et qui ne seront plus demain ce qu'elles sont aujourd'hui ; tour à tour convulsions, délire, paralysie, contracture, hypochondrie, état nerveux, catalepsié, etc., et dont les exemples abondent dans l'histoire du sytème nerveux. Sydenham, André Comparetti, Tissot, MM. Briquet, Cerise, Gendrin, Landouzy, Pidoux, Sandras, Trousseau, ont signalé et confondu ces faits sous le nom commun de névropathie proteïforme, d'hystérie et d'hypochondrie, indiquant ainsi qu'à leurs yeux, dans ces maladies, la différence de manifestation ne cache pas l'identité d'origine. Ainsi, malgré l'importance attribuée à la forme, cette prééminence du symptôme s'efface en certains cas devant celle de l'origine ou de la nature du mal. Toutes ces espèces nosologiques peuvent donc parfois descendre au simple rang d'expression morbide, et la spécificité du traitement peut ne plus s'adresser à elles, mais à l'état pathologique plus général qui les domine. Or, ce fait, incontestable dans les névroses protéiformes auxquelles je viens de faire allusion, ne l'est pas moins dans les névroses à caractère plus fixe. Tout le chapitre précédent dépose dans ce sens, et les observations qu'il contient démontrent que bien au-dessus de l'expression symptômatique plane la spécificité de la cause. Vainement, nous chercherions à guérir par la strychnine ou l'électricité une paralysie saturnine si le temps ou une médication convenable n'ont pas débarrassé l'économie du métal qui en altère les forces. Nous voyons tous les jours échouer le sulfate de quinine contre certains accidens périodiques, contre des névralgies, par exemple, symptomatiques de l'anémie, de la chorose, de quelque mauvais état des voies digestives, comme je l'ai récemment observé. Mais éliminons le plomb, modifions la chlorose ou l'anémie, rétablissons l'intégrité des voies digestives, et bientôt ces maladies, jusque-là rebelles, guériront d'elles-mêmcs, ou, tout au moins, céderont aux agens thérapeutiques naguère inutiles.

Combien de fois encore ne restons-nous pas impuissans contre les névroses de la grossesse ou les convulsions de l'accouchement? Puis, quand nous avons sans succès mis à bout la thérapeutique, la délivrance a lieu, et, du jour au lendemain, disparaissent, sans le secours de l'art, tous ces désordres graves que dominait l'état semi-pathologique de l'utérus.

L'étiologie est donc la source des indications curatives les plus précieuses, les plus essentielles. En dehors des données qu'elle fournit, on ne trouvera que hasards, empiriques applications de formules incertaines, et le scepticisme pour conclusion.

A. *Indications fournies par l'étiologie.* — Elles se rapportent : 1º aux causes prédisposantes ; 2º aux causes déterminantes ; 3º aux causes occasionnelles.

1º Éliminons d'abord ces dernières. Les *causes occasionnelles*, dont on a si singulièrement exagéré la valeur, ne jouent d'autre rôle, comme je l'ai dit, que de provoquer l'explosion de maladies imminentes, et méritent à peine d'être prises en considération au point de vue du traitement : tout au plus peuvent-elles inspirer quelques précautions à peu près inapplicables.

2º Les *prédispositions* qui dépendent du tempérament ou de la constitution peuvent être parfois modifiées artificielle ment, et il est également facile aux malades de se soustraire à l'influence du climat, lorsqu'il prend quelque part à la production des affections nerveuses. Quant à celles qui résultent du sexe, de l'âge, de l'hérédité, etc., elles ne donnent réellement lieu qu'à des indications *prophylactiques*. Vouloir modifier ou détruire d'une manière absolue les prédispositions de ce genre, et surtout ces aptitudes idiosyncrasiques que j'ai signalées, serait, à mon avis, se méprendre sur la puissance de la médecine. Je les crois trop intimement, et, je dirai presque, trop physiologiquement, liées à l'organisme ; nous ignorons trop complétement leur source et leur nature pour avoir la prétention de les annuler. Je rappellerai, à ce sujet, les faits cités, (page 117), dans lesquels, après plusieurs guérisons successives, ces individus restent toujours aptes à contracter la même affection nerveuse dès que l'économie se trouve exposée à des influences pathogéniques identiques ou seulement analogues. Dans l'état actuel de la science, on ne doit donc opposer à ces prédispositions que des soins *prophylactiques*, dont, à la vé ité, l'importance est extrême.

Il me paraît possible, en effet, de prévenir les manifesta- tions de ces funestes aptitudes en imprimant une direction convenable à l'éducation physique et morale, en surveillant avec soin l'hygiène, la santé et les penchans. La thèse ré- cente de M. Schnepf (1) contient des faits pleins d'intérêt, qui démontrent une fois de plus l'influence de l'éducation morale sur la prédominance des instincts, sur les aberrations du sentiment, qui constituent les aptitudes les plus favorables au développement de certaines aliénations. Mais dans l'obser- vation trente-cinquième, empruntée au travail de M. Bour- reau, on ne peut méconnaître toute l'importance de l'éduca- tion physique ; chez cette jeune malade, fille d'une mère portée à l'homicide, au milieu de conditions physiques dé- plorables, se manifestent les instincts les plus sauvages et une véritable soif de sang.

Placée à la Salpétrière, et soumise à une hygiène répara- trice, la maigreur et l'étisie font place à l'emponboint et à la santé, les appétits sanguinaires s'affaiblissent et disparais- sent; et bien plus ! le sentiment se forme, les notions du bien et du mal cessent d'être confondues, l'intelligence, jus- que-là rebelle, se plie à l'instruction, et cette jeune fille, te- nant jadis plus de la brute que de l'homme, devient docile, affectueuse, intelligente et instruite. Ainsi, dans ces cas re- marquables, il dépendait probablement de l'éducation physi- que de contenir la prédisposition que cette enfant tenait de sa mère, et je ne doute pas qu'il n'en soit souvent ainsi.

3° Les indications tirées des *causes déterminantes* méritent seules le titre de *curatives* parmi celles qui sont puisées dans la pathogénie, parce que les circonstances dont elles dérivent sont les seules réellement capables de produire ou d'alimen- ter les affections nerveuses, en même temps qu'elles leur impriment leur propre caractère spécifique.

Mais ici doivent prendre place quelques réflexions naturel- lement suggérées par les faits, et qui sont l'indispensable

---

(1) Des aberrations du sentiment. Paris, 1855.

complément de l'étude analytique à laquelle je me suis livré.

Les diverses conditions étiologiques sont loin de se trouver
toujours isolées et fort souvent se compliquent, en sorte que
la névrose paraît être le résultat d'une influence pathogénique complexe qui donne lieu à des indications multiples.
Ajoutons à cela les prédispositions aggravantes qui naissent
du tempérament, de la constitution, de l'âge, des aptitudes
héréditaires, etc., et nous aurons le mot des obstacles parfois
insurmontables que rencontre le médecin dans le traitement
de ces maladies. Je chercherai à indiquer brièvement les
principales difficultés qui peuvent se présenter, sans essayer
d'entrer dans les détails infiniment variés de leur solution.

Parfois coïncident chez le même individu deux ou plusieurs
des causes énumérées plus haut, bien que l'affection nerveuse
n'ait de rapport qu'avec l'une d'elles. Le médecin se trouve-
rait alors placé dans une alternative fâcheuse, si, n'ayant
aucun motif pour opter, le traitement applicable à l'une était
de nature à aggraver l'autre. Tel serait le cas, par exemple,
où la chlorose coïncidant 'avec la syphilis ou une affection
inflammatoire chronique, l'emploi du mercure, des émissions sanguines, d'un régime sévère, du repos, des cautérisations, etc., serait indiqué.

Bien plus souvent l'action des causes semble se combiner
et chacune concourt à sa manière au développement de la
névrose. En pareil cas, ou bien ces influences multiples ont
la même origine, ce qu'il importe de ne pas perdre de vue,
car l'indication thérapeutique peut s'en trouver singulièrement simplifiée ; ou bien elles sont indépendantes les unes
des autres, et leurs effets s'additionnent et s'aggravent mutuellement.

Comme exemple du premier cas, je citerai l'observation
cent cinquante-huitième, empruntée à M. Marotte. La chlorose et la dysménorrhée coexistaient chez cette jeune fille épileptique. Or, s'il est vrai que les douleurs utérines provo-
quassent les accès convulsifs, il est certain aussi que la chloro-anémie dominait tout l'état morbide, soit en altérant l'é-
ruption menstruelle, soit en imprimant au système nerveux
une disposition pathologique spéciale ; et comme le fait ob-

server M. Marotte, « le véritable traitement prophylactique a été celui qui a combattu la cause première de la dysménorrhée en reconstituant le sang. » Au sujet de la dyspepsie, j'ai aussi indiqué des circonstances analogues ; et chez la malade de la seconde observation les douleurs des °doigts qui, bien manifestement, occasionnaient les convulsions, avaient leur origine dans l'état diathésique, source commune de tous les accidens observés.

La seconde hypothèse se trouve fréquemment réalisée par le mécanisme de certaines hystéries auxquelles j'ai déjà fait allusion, et qui reconnaissent à la fois pour cause une maladie de matrice et un état diathésique, la chlorose ou l'anémie, dont les effets se combinent, donnant aussi naissance à ces indications complexes que j'ai plusieurs fois signalées. D'autres exemples du même genre peuvent être empruntées aux névroses de la grossesse dont j'ai parlé assez au long. En semblable occurrence, on le comprend, les indications se multiplient comme les influences pathogéniques, mais c'est au médecin à discerner le rôle véritable qu'elles jouent, leur importance respective, et à diriger le traitement en conséquence.

Enfin, les causes des maladies nerveuses peuvent se substituer, et les données thérapeutiques se modifier comme elles. Nous voyons, par exemple, dans l'observation cent soixante-dix-neuvième, une jeune femme frappée d'aliénation mentale dans l'état post-puerpéral par la suppression d'une sueur et les lochies, refuser toute nourriture, et tomber dans un état de cachexie qui remplace la cause primitive : aussi le traitement tonique et ferrugineux ne tarde-t-il pas à déterminer une guérison complète.

Il serait impossible de prévoir ici tous les cas spéciaux dont la pratique offre des exemples ; mais ils se rapportent surtout aux circonstances que je viens d'indiquer. Je crois donc ces détails suffisans pour mettre sur la voie des difficultés les plus communes, et pour montrer combien les indications qui découlent de l'étiologie doivent être envisagées avec discernement, sous peine, je le repète, de ne recueillir que des déceptions.

Aussi, j'ai cherché à apprécier, autant que l'espace me l'a

permis, le mode d'action de chacune des causes déterminantes ; et à part un très-petit nombre (1), il m'a semblé que d'après cette considération, on pouvait les diviser en quatre catégories.

1º Celles qui tendent à affaiblir l'organisme (chlorose, anémie, cachexies, épuisement, maladies aiguës et chroniques) ;

2º Celles qui agissent en vertu d'une modification de l'économie ou d'un principe pécifiques (diathèse scrofuleuse et rhumatismale, syphilis, plomb, mercure, alcool, infection paludéenne, etc.) ;

3º Celles qui consistent en des influences sympathiques exercées sur le système nerveux ;

4º Celles enfin qui consistent en des influences portant directement sur le système nerveux (passions, chagrins, contentions d'esprit, mouvemens violens de l'âme, commotions nerveuses qui accompagnent les attaques hystériques, épileptiques, etc.)

D'où quatre indications capitales qui peuvent coïncider, se combiner ou se substituer.

1º Reconstituer l'organisme ;

2º Modifier les dispositions diathésiques spéciales, ou éliminer les principes spécifiques ;

3º Guérir les affections qui engendrent les sympathies nerveuses, et diminuer, quand il y a lieu, l'éréthisme nerveux qui favorise ces effets ;

4º Eloigner les influences capables d'agir directement sur le système nerveux.

B. *Indications fournies par la symptomatologie.* — En m'élevant contre l'empirisme qui règne dans la thérapeutique des névroses, je n'ai pas voulu prétendre qu'il fallût se préoccuper exclusivement de l'étiologie et perdre de vue les indications fournies par leurs formes. La matière médicale est riche en moyens capables de combattre efficacement le symptôme en lui-même, et qui deviennent, au moins en de certaines circonstances, d'énergiques auxiliaires dont on ne saurait refuser l'appoint sans compromettre les résultats du trai-

---

(1) Le froid et l'humidité, dont le mode d'action échappe à toute appréciation.

tement. Faut-il nommer l'éther, la valériane, le musc, le castoreum, l'oxyde de zinc, l'opium, l'aconit dont M. Gautier-Lacroze vient de faire enfin connaître une préparation fidèle, la belladone, la strychnine, l'électricité, la quinine, etc., pour rappeler les succès de ces moyens contre les convulsions hystériques, l'état nerveux, l'épilepsie, la douleur, les névralgies, la chorée, la paralysie, les phénomènes intermittens, etc.? Toutefois, la réputation d'incurabilité faite à beaucoup de névroses, démontre la trop fréquente impuissance de ces agens, même des plus actifs, lorsqu'ils sont employés empiriquement, et lorsqu'on se rappelle les résultats obtenus dans les observations 1, 3, 5, 11, 15, 17, 29, 30, 31, 59, 60, 61, 62, 66, 67, 68, 121, 122, 134, etc., etc., sans le secours et parfois après l'infructueux usage des moyens spécifiques, on se trouve conduit à leur attribuer une valeur secondaire dans un grand nombre de cas, et à restreindre beaucup leur application. Je chercherai donc à préciser les conditions où ils peuvent acquérir de l'utilité.

1° Les névroses doivent être divisées en deux catégories qui se distinguent non par les différences de leurs symptômes, mais par le mécanisme de ces modifications fonctionnelles. J'ai déjà établi cette distinction et désigné chacune de ces catégories sous le nom d'*accident* et d'*affection*. L'*affection*, essentiellement liée à des causes permanentes, est permanente comme elles, quelle que soit l'intermittence de ses manifestations : ainsi, chez cette jeune malade de l'observation cent cinquante-unième, épileptique, cataleptique et imbécile, qui fut complétement guérie après l'expulsion du tœnia, l'intermittence des accès ne laissait pas moins subsister l'imminence morbide. C'est aussi le cas des névropathies protéiformes, et, dans tous ces états, l'influence pathogénique doit dominer les indications curatives. L'*accident*, au contraire, perturbation passagère, ne persistant que le temps indispensable au rétablissement de l'équilibre, est amené par des causes trop fugitives pour fournir aucune donnée thérapeutique. Alors véritablement, le mal tout entier consiste dans le symptôme auquel évidemment il faut subordonner la médication, lorsque, par hasard, la commotion nerveuse trop violente ou portant sur un système trop susceptible, se prolonge au delà des limites ordinaires, ou par son intensité menace la vie des malades.

2o S'il est très-vrai que les substances médicamenteuses auxquelles je fais allusion soient impropres, en général, à guérir d'une manière durable les affections nerveuses, au moins peuvent-elles modérer certains symptômes qui, par leur nature, sont capables de compliquer et d'aggraver l'influence étiologique. Il est d'une bonne médecine de savoir mettre à profit de semblables ressources, même au point de vue du traitement général. Beaucoup de névroses, par exemple, s'accompagnent de douleurs vives ou vagues et mal définies, objectives ou subjectives, propres à l'affection nerveuse même ou dépendantes de quelque autre circonstance. La douleur, source d'insomnie, d'inappétence, d'éréthisme, est une complication capable, non-seulement d'accroître les phénomènes névropatiques, mais surtout d'ajouter à certaines causes comme la chlorose, l'anémie, l'épuisement, ou de les faire naître si elles n'existaient pas déjà ; elle doit être énergiquement combattue si rien ne s'y oppose.

Les mêmes préceptes sont applicables aux grandes attaques convulsives qui, par l'ébranlement qu'elles communiquent à l'économie, ne sauraient manquer d'engendrer ou d'augmenter la susceptibilité nerveuse ; il faut chercher à en modérer la violence. En un mot, tout symptôme de la maladie nerveuse dont les effets sont à redouter, soit au point de vue de l'affection elle-même, soit au point de vue de sa cause, constitue une indication secondaire que l'on doit essayer de remplir.

3o Mais les données curatives fournies par le symptôme trouvent surtout leur application lorsqu'on est parvenu à éliminer les causes de l'affection nerveuse. Dans bien des cas, en effet, malgré le traitement rationnel, les forces de l'organisme restent incapables de rétablir l'equilibre depuis longtemps rompu, comme si l'économie, pliee à des conditions anormales, se résignait à ne plus réagir : l'influence morbide a disparu, et cependant son expression symptômatique persiste ; ainsi se comportent très-fréquemment les paralysies saturnines. Alors il devient nécessaire de chercher à ramener, par les moyens usités, les fonctions à leur ordre physiologique.

4º Enfin, dans les cas trop nombreux où nous ne parvenons pas à découvrir les élémens pathogéniques de l'affection nerveuse, toutes les circonstances du traitement reposent évidemment sur le symptôme, et, malgré l'incertitude d'une médication empirique, on ne peut hésiter, à moins de circonstances particulières, à employer, dans un but curatif, ou simplement palliatif, les moyens dont l'observation a démontré l'utilité. Ne voyons-nous pas, en effet, tous les désordres fonctionnels déterminés par une lésion organique du cœur, être calmés par la digitale, et souvent pour un laps de temps considérable? On parvient également à modérer la dyspnée liée à un emphysème pulmonaire. Il est donc permis de chercher à guérir, ou tout au moins à soulager les individus atteints d'une affection nerveuse, lors même que nous ignorons la cause de leur mal ou quand l'influence pathogénique est au-dessous des ressources de l'art. Reconnaissons même que parfois le succès obtenu est durable, résultat qui, pour n'être pas toujours définitif, n'en est pas moins précieux pour le malade et digne des efforts du médecin. Mais trop souvent la promptitude des récidives démontre assez qu'en réalité nous n'avons maîtrisé que la manifestation symptômatique, et non la disposition morbide qu'elle exprime.

Ainsi, le traitement du symptôme ne peut dominer la thérapeutique que lorsque les indications fournies par la pathogénie font défaut ou ne sauraient être remplies.

Or, le choix de la médication est déterminé alors par la forme et quelquefois par le type de l'affection. Par la forme, qui entraîne l'emploi de tel ou tel agent, suivant ses nombreuses variétés, suivant que les phénomènes morbides présentent les apparences de l'hystérie, de l'épilepsie, de la chorée, de la paralysie, etc. ; par le type, le type périodique au moins, dont la spécificité l'emporte sur celle de la forme, et, dans certains cas, même sur celle de la cause.

CONCLUSIONS.

Telles sont, au point de vue le plus général, les règles qui doivent présider au traitement des névroses ; telles sont, au moins, les déductions naturelles auxquelles conduisent les faits et les travaux dont j'ai essayé de présenter l'analyse, et qui peuvent se résumer dans les propositions suivantes :

I. Il faut établir, parmi les névroses, deux catégories bien distinctes, non par la forme, mais au point de vue pathogénique ; l'*accident* nerveux et l'*affection* nerveuse.

II. L'*accident* nerveux, simple désordre fonctionnel passager, est l'expression d'une perturbation également passagère.

III. L'*affection* nerveuse, état morbide essentiellement permanent, quelle que puisse être l'intermittence de ses manifestations, se rattache toujours à des influences étiologiques ou à quelque modification de l'organisme permanentes comme elle.

IV. Les névroses de ces deux catégories peuvent être symptômatiques, sympathiques ou idiopathiques.

V. Les névroses *symptômatiques* se rapportent :

1º aux altérations du sang :
- pléthore,
- chlorose,
- anémie.

2º à l'épuisement physique causé par :
- excès de travail physique,
- manque de sommeil,
- nourriture insuffisante ou insalubre,
- sueurs excessives,
- allaitement prolongé,
- grandes suppurations,
- onanisme,
- abus de coït,
- spermatorrhée,
- excès de travail intellectuel,
- contentions d'esprit,
- chagrins, passions, etc

9

3º à diverses maladies aiguës et chroniques.
{
suite de fièvres intermittentes,
—   fièvre typhoïde,
—   dysenteries graves,
—   choléra,
—   suette, etc.,
dyspepsie,
albuminurie, etc.
}

4º à diverses cachexies.

5º à diverses diathèses :
{
scrofules,
syphilis,
rhumatisme.
}

6º à l'action du froid et de l'humidité.

7º à diverses intoxications
{
plomb,
mercure,
arsenic,
alcool,
tabac,
miasmes marécageux.
}

8º à l'action de certaines névroses.

9º à l'état post-puerpéral.

VI. Les névroses *sympathiques* se rapportent :

1º aux affections des organes thoraciques.

2º aux affections des organes de l'abdomen :
{
maladies de l'estomac,
—   des intestins,
—   du foie.
—   de la rate (?),
—   du péritoine,
aux vers intestinaux,
maladies de l'utérus :
{
affections aiguës et chroniques,
troubles de la menstruation,
grossesse,
accouchement.
}
maladies des voies urinaires,
—   des organes génitaux.
}

3º aux fièvres graves ou éruptives :
{
fièvre typhoïde,
variole,
scarlatine,
rougeole.
}

<table>
<tr><td>4° aux maladies
externes :</td><td>travail de la dentition et odontalgie,
tumeurs névromatiques,
introduction de corps étrangers dans
   l'oreille,
plaies, brûlures, etc.</td></tr>
</table>

VII. Les névroses *idiopathiques* résultent de diverses influences morales et physiques qui agissent directement sur le système nerveux, comme les passions, les chagrins, les contentions d'esprit, les brusques mouvemens de l'âme, ou des impressions vives faites sur les sens, les grandes attaques convulsives, la douleur, etc.

VIII. Les causes qui donnent naissance aux névroses agissent soit d'une manière rapide ou passagère, soit lentement et d'une manière permanente, produisant ainsi, tantôt de simples *accidens* nerveux, tantôt de véritables *affections* nerveuses.

IX. Chacune des conditions pathogéniques qui viennent d'être indiquées peut engendrer les névroses les plus variées; et la même névrose peut prendre naissance au milieu de conditions pathogéniques fort différentes.

X. Chaque forme des névroses ne révèle donc pas un état morbide unique, mais peut servir d'expression à une multitude de modifications de l'organisme.

XI. *Les névroses ne se trouvant liées à aucun principe spécifique, ne correspondant ni à une modification spéciale de l'organisme, ni a une lésion anatomique constantes, susceptibles, au contraire, de servir de manifestation à une foule d'états organiques fort différens, ne sont donc pas des* maladies, *mais constituent de simples* **expressions morbides** *à signification très-variable.*

XII. Les influences pathogéniques énumérées plus haut jouent, à l'égard des névroses, le rôle de *causes déterminantes.*

XIII. A ces diverses conditions morbides, il faut ajouter les *prédispositions* issues du sexe, de l'âge, du tempérament, de la constitution, de l'hérédité, de certaines aptitudes particulières, originelles ou acquises, etc., et les *causes occasionnelles.*

XIV. D'une part, l'existence d'une prédisposition ou d'une aptitude congénitale ou acquise ne suffit certainement pas au développement des névroses ; le concours d'une cause déterminante est indispensable à leur manifestation.

XV. D'autre part, les causes déterminantes les plus ordinaires des névroses n'ont pas nécessairement pour effet de produire une névrose, et n'agissent ainsi qu'à la faveur de prédispositions particulières.

XVI. Une névrose paraît donc être le résultat complexe d'une aptitude spéciale et d'une cause déterminante.

XVII. Parfois, cependant, le développement d'une névrose est l'effet spécifique d'une cause déterminante également spécifique.

XVIII. Des circonstances variables paraissent présider à la détermination de la forme des névroses.

1º Certaines causes spécifiques engendrent plus spécialement certaines formes ; mais le plus souvent l'étiologie n'est pour rien dans le phénomène pathologique dont il est question.

2º Il existe manifestement de véritables *idiosyncrasies* morbides, en vertu desquelles les phénomènes névropathiques affectent plus particulièrement telle ou telle forme pendant tout le cours de la vie chez certains individus.

3º L'âge, le sexe, l'éducation, les climats, l'imitation, etc., exercent une influence non douteuse sur la détermination de la forme symptômatique.

. XIX. Dans l'*accident* nerveux, tout l'état morbide réside dans le symptôme.

XX. Dans l'*affection* nerveuse, au contraire, l'état morbide, essentiellement complexe, se compose du symptôme et de l'influence pathogénique, auxquels on doit ajouter, dans certains cas, un troisième élément, le type, lorsqu'il est périodique.

XXI. Le symptôme ou la forme des névroses possède une spécificité incontestable, contre laquelle la matière médicale fournit des agens également spécifiques.

XXII. Dans les névroses périodiques, la spécificité du type domine celle du symptôme et parfois de la cause.

XXIII. Les névroses empruntent aux causes qui les produisent leur spécificité, et celle-ci l'emporte sur la spécificité du symptôme et même du type.

XXIV. L'étiologie est donc la source des indications. thérapeutiques les plus essentielles ; celles que fournit la symptomatologie sont, en général, secondaires.

XXV. Les causes occasionnelles ne sauraient inspirer que des mesures de précaution.

XXVI. L'étude des causes prédisposantes ne conduit d'ordinaire qu'à des indications purement *prophylactiques*.

XXVII. Les indications tirées des causes déterminantes sont seules *curatives* parmi celles que fournit l'étiologie.

XXVIII. Le mode d'action des causes déterminantes étudiées dans ce travail permet de les diviser en quatre catégories :

1o Celles qui tendent à affaiblir l'organisme ;

2o Celles qui agissent en vertu d'une modification de l'économie ou d'un principe spécifiques.

3o Celles qui consistent en des influences sympathiques exercées sur le système nerveux.

4o Celles, enfin, qui consistent en des influences portant directement sur le système nerveux.

XXIX. De là, quatre indications principales :

1o Reconstituer l'organisme ;

2o Modifier les dispositions diathésiques spéciales, ou éliminer les principes spécifiques ;

3o Guérir les affections qui engendrent les sympathies nerveuses, et diminuer, quand il y a lieu, l'éréthisme nerveux qui favorise ces effets ;

4o Eloigner les influences capables d'agir directement sur le système nerveux.

XXX. Ces quatre indications peuvent coïncider, se combiner et se substituer.

XXXI. Les indications fournies par la symptomatologie, en général secondaires, peuvent acquérir cependant une grande importance.

1o Quand il s'agit d'un simple *accident* nerveux ;

2o Dans le cas où certains phénomènes d'une *affection*

nerveuse sont capables d'aggraver la névrose elle-même ou la cause dont elle dépend ;

3° Lorsque l'influence pathogénique étant éliminée, le symptôme persiste ;

4° Si les indications fournies par la pathogénie font défaut ou ne peuvent être remplies.

XXXII. Les indications tirées de la symptomatologie se rapportent :

1° A la forme morbide ;

2° Parfois au type de l'affection, quand il est périodique.

J'ignore le jugement réservé à ces recherches et aux idées que j'ai développées ; mais quel qu'il soit, la critique ou l'approbation ne saurait s'adresser à moi seul, car je n'ai guère outrepassé le rôle de compilateur que je m'étais imposé. Je trouverais sans peine d'illustres précédens à toutes les appréciations émises dans le cours de cette étude, même aux plus générales et aux plus sujettes à discussion. La spécificité absolue des formes des névroses contre laquelle je me suis élevé n'a-t-elle pas été implicitement niée par Sydenham, et, de nos jours, par des auteurs recommandables, lorsqu'ils ont proclamé l'identité de nature des manifestations si variées de l'hystérie ? Le délire, les convulsions, l'épilepsie, la paralysie, les contractures, etc., ont perdu, je l'ai déjà dit, leur caractère ontologique, quand on a reconnu sous ces masques divers la même affection. Cette pensée n'éclate-t-elle pas aussi dans ce passage de Boerhaave : « Ex hac radice (hemorrhagia) oriuntur *varii imo opposili* generis nervosi morbi, *qui tamen eodem methodo curantur* (1). » Et elle a certainement inspiré Tissot lorsqu'il écrivit son Traité des maladies nerveuses. La même préoccupation se retrouve dans le livre de Maisonneuve, qui repousse avec force l'empirisme du traitement de l'épilepsie. Enfin, les lignes suivantes, empruntées à M. Pidoux, en contiennent l'expression assez claire : « La » question est de savoir si les névroses ne peuvent pas re- » connaître des causes prochaines ou diathésiques comme il » y en a pour les fièvres et les inflammations ; si ces causes

____

(1) Loc. cit., t. I, p. 161.

» ne leur impriment pas de caractères spéciaux... s'il ne ré-
» sulte pas de cette association d'une diathèse et d'une affec-
» tion nerveuse des espèces de névroses, comme on voit des
» espèces de fièvres et d'inflammations formées par l'associa-
» tion de telle ou telle diathèse avec la fièvre et l'inflamma-
» tion ? Je ne parle pas ici de la distinction des névroses et
» de toutes les affections dites *sine materiâ*, selon leur phy-
» sionomie essentielle et primitive, leur siége, etc., en hys-
» térie, épilepsie, hypocondrie, angine de poitrine, etc. Non.
» J'entends de plus les distinguer par les caractères qu'elles
» peuvent emprunter à leurs causes déterminantes prochai-
» nes, en névroses rhumatismales, goutteuses, dartreuses,
» syphilitiques, scrofuleuses (pour ces deux dernières même,
» l'observation ne me refuserait pas son appui), ainsi qu'en
» une foule d'autres espèces particulières qui sont mal déter-
» minées, soit parce qu'elles naissent de la dégénérescence
» et de la combinaison de deux ou de plusieurs des précé-
» dentes, soit parce qu'elles varient comme la constitution,
» le tempérament ou l'idiosyncrasie des personnes (2). »

Ainsi, M. Pidoux est bien près d'affirmer la spécificité de la
cause et sa prééminence sur celle du symptôme. On ne saurait donc condamner mes conclusions, corollaire obligé d'o-
pinions professées par les médecins les plus compétens et
dont des faits nombreux tendent à démontrer l'exactitude.

Outre les objections qu'il est possible de faire à l'idée principale de mon Mémoire, j'en prévois d'autres contre la pensée
pratique qui l'a inspiré. La prétention de guérir les maladies
nerveuses semble exorbitante à un grand nombre de médecins, et si chacun met une sorte de point d'honneur à bien
les diagnostiquer, beaucoup mettent de l'affectation à ne pas
entreprendre de les traiter. Je serais donc mal venu à proclamer la constante curabilite des névroses, et telle n'est pas
mon intention. Loin de moi le désir de faire naître des es-
pérances décevantes ; si, parmi ces affections, les unes cèdent
facilement à une thérapeutique rationnelle, beaucoup lui résistent longtemps et ne sont vaincues que par la patience du

---

(2) Réflexions nouvelles sur les névroses à l'occasion d'un cas d'hystérie, etc.,
Journal de Médecine, t. II, 1844, p. 144.

malade et du médecin ; d'autres, enfin, sont entièrement ré-
fractaires et défient les efforts de la science. L'ancienneté
des accidens, leur extrême intensité, un âge avancé, sont des
conditions qui diminuent les chances de succès ; la forme
particulière du mal influe aussi sur les résultats du traitement ;
le pronostic de l'aliénation mentale ou de l'épilepsie, par
exemple, sera toujours très-grave. Certaines conditions étiologiques se modifient difficilement ou même échappent à nos.
moyens d'action ; les affections tuberculeuses, les maladies
cancéreuses, beaucoup d'altérations organiques des reins, de
l'utérus, etc., sont à peu près incurables, et il en est parfois
ainsi de quelques états diathésiques fort anciens ou qui ont
profondément altéré la constitution, tels que la syphilis, et
même la chlorose. On comprend que dans tous ces cas on
échoue egalement contre les phénomènes nerveux, conséquences de ces dispositions pathologiques Enfin, rien de
plus sujet à récidive que les névroses, car si l'on parvient à
prévenir les effets des aptitudes individuelles, je ne pense
pas qu'on arrive à anéantir complétement ces dispositions,
véritables imminences morbides toujours prêtes à se manifester au moindre changement survenu dans l'organisme ; et
d'autre part, quelques-unes des causes dont procèdent les maladies nerveuses ont aussi la plus grande tendance à se reproduire quand elles ont été guéries. De là l'obligation de sur-
veiller rigoureusement et l'hygiène et la santé des individus
qui, une première fois, ont éprouvé des accidens nerveux.
La thérapeutique de ces affections est d'ailleurs bien loin
d'être aussi simple que semblent l'indiquer mes conclusions ;
et si l'on n'a pas une grande habitude de voir et de juger,
d'interpréter les mille incidens dont elles se compliquent, si
l'on ne sait modifier au besoin ses premières appréciations,
si l'on ne joint au tact médical la plus inaltérable patience,
si l'on ne possède pas l'art d'inspirer aux malades une con-
fiance absolue, il faut renoncer à les traiter ou s'attendre à
des mécomptes. Mais la nature de cet essai exclut ces questions de détail. J'ai cherché à déterminer les indications les
plus générales et les plus essentielles ; il appartient à d'autres de formuler les préceptes de la pratique.

FIN.